DOCTRINE PATHOGÉNIQUE

Lyon. — Impr. d'Aimé Vingtrinier, quai St-Antoine, 36.

DOCTRINE PATHOGÉNIQUE

FONDÉE SUR

LE DIGÉNISME PHLEGMASI-TOXIQUE

ET SES

COMPOSÉS MORBIDES

PAR

P.-F. SEMANAS, D.-M.-P.

MÉDECIN A LYON.

> « .... L'observation, c'est-à-dire connaître
> « et classer d'après les rapports que la nature
> « nous montre elle-même. »
> (BUCHEZ. *Union médicale*, 1857, n° 80).

> L'organisme pathologique est virtuellement
> contenu dans l'organisme physiologique.

PARIS

MM. BAILLIÈRE, LIBRAIRES. — LABÉ, LIBRAIRE.

LYON

M. SAVY, LIBRAIRE DE L'ÉCOLE DE MÉDECINE,
Place Louis-le-Grand, 14.

1858

ERRATA DE L'AUTEUR.

CHAPITRE II.

Page 38, ligne 24, *au lieu de :* valeur de fond et *absolue*, *lisez :* valeur absolue.

Page 44, ligne 19, *au lieu de :* à l'un des caractères de fond signalés, *lisez :* à l'un des caractères fondamentaux, signalés.

— ligne 27, *au lieu de :* un des caractères de fond d'Intoxie, *lisez :* un des caractères fondamentaux d'Intoxie.

CHAPITRE III.

Page 95, ligne 9, *au lieu de :* en tant du moins qu'externe, *lisez :* en tant du moins que transmission externe.

— ligne 14, *au lieu de :* « reproductivité tout à la fois indivi- « duelle, etc., *lisez :* « reproductivité par trans- « mission tout à la fois individuelle, etc. »

Page 96, ligne 4, *au lieu de :* « une reproductivité individuelle en- « core, etc., *lisez :* « une reproductivité par « transmission individuelle encore, etc. »

Page 115, ligne 4, *au lieu de :* spécifiée comme forme, *lisez :* spécifiée comme siége.

AVANT-PROPOS.

—

Il y a environ six mois qu'un manuscrit, portant le titre
du présent livre, a été adressé par nous aux Académies
des Sciences et de Médecine de Paris (Voir les séances des
5 et 13 octobre 1857). Depuis lors, de notables modifications
et des additions plus considérables encore nous ayant paru
de toute nécessité, nous avons mis à exécution le projet de
donner comme une sorte de seconde édition de ce premier
travail. Tel est le motif de la publication d'aujourd'hui.

En dépit des réformes plus ou moins radicales que nous
avons fait subir à notre premier travail, nous ne nous dis-
simulons pas que tel qu'il est il constitue encore une œuvre
fort imparfaite et à laquelle nous, le tout premier, nous
trouverons à retoucher largement, s'il nous est jamais
donné de la refaire. Son titre indique que, dans l'ordre

restreint des faits médicaux qu'il embrasse, c'est un travail de *coordination* que nous nous sommes proposé. Or, telle est la destinée de tout travail de ce genre de ne pouvoir avancer dans la voie de la vérité qu'en se fourvoyant à chaque pas pour ainsi dire. Tant le jugement est difficile, tant le mirage de l'illusion ressemble parfois à la réalité.

C'est vainement, qu'on dit et qu'on répète partout : « observez les faits, rien de vrai en dehors des faits. » Cela est parfaitement exact en ce qui concerne les sciences assises et définitivement fondées, et à l'égard desquelles, grâce à un petit nombre de lois précises et connues d'avance, il est toujours possible de diriger et de rectifier l'observation, et d'augmenter ainsi la science dans les faits particuliers qui lui incombent. En est-il de même de la médecine ? Non, malheureusement ! Dès lors, comment observer sûrement, et qui me répondra que la signification que j'ai cru tirer de tels faits donnés ne sera pas renversée demain par l'observation des mêmes faits, entrevus d'une autre manière. Et n'est-ce pas précisément là le spectacle que les annales de notre art nous présentent et nous offrent quotidiennement, soit dans les feuilles scientifiques, soit dans les livres, soit plus encore, s'il est possible, au sein des Sociétés savantes.

La conclusion de tout ceci est que l'observation, en ce qui regarde du moins l'état actuel de la médecine, ne saurait se passer plus longtemps de cette opération de l'esprit qui, en dehors du ou des faits qu'il considère, cherche à entrevoir leur raison d'être et les rapports de ces faits avec tous ceux qui leur ressemblent le plus pour tirer de là des lois ou au moins des règles générales et particulières, capables de relier ces faits entre eux d'abord, puis plus tard avec l'ensemble.

Lorsque des travaux semblables auront été réalisés de manière à répondre à toutes les exigences de la science, cette dernière se trouvera par là même constituée. Et c'est alors qu'il sera possible d'observer avec fruit, parce que chaque observation nouvelle, au lieu de fournir matière à controverse, restera seulement ce qu'elle doit être en réalité, à savoir : une acquisition de plus.

C'est donc un travail de coordination que nous nous sommes proposé par la doctrine que nous publions aujourd'hui. S'il ne nous appartient pas de décider du mérite intrinsèque de l'œuvre, nous devons compte au moins des règles qui nous ont dirigé dans son accomplissement.

A notre avis, toute doctrine médicale, pour mériter quelque créance, doit satisfaire aux quatre conditions principales suivantes : 1º elle doit demander son point de départ à la physiologie. Cette première nécessité est d'une évidence plus que banale, puisque réduite à sa plus simple expression, elle équivaut presque à dire qu'auparavant que d'être malade, il faut d'abord vivre.

2º Elle doit être assez large pour embrasser tous les faits particuliers qu'elle considère et tous ceux aussi qu'elle ne désigne pas nominativement, mais que leur nature facile à déterminer par la doctrine permettra d'y réunir plus tard. Car, l'observation étant inépuisable comme la source des faits où elle puise, toute doctrine qui s'adapterait strictement aux seuls faits actuels, courrait grand risque de devenir bientôt insuffisante et de se voir, tôt ou tard, remplacée de gré ou de force.

3º Dans toutes les parties de la doctrine, la théorie et l'observation doivent se donner la main et se confirmer mutuellement, et cela, aussi bien à l'égard de l'observation concernant les acquisitions anciennes et que l'expérience du temps a consacrées, qu'à l'égard de l'observation moderne.

4º Enfin elle doit être d'une utilité pratique, immédiatement réalisable, c'est-à-dire désigner sinon le ou les remèdes, du moins la médication appropriée à tous les cas qu'elle embrasse, et à l'égard desquels elle a dû pouvoir, au préalable, poser nettement les indications principales.

Telles sont les conditions auxquelles doit satisfaire, suivant nous, toute doctrine médicale qui vise à être prise en considération. On verra que nous nous sommes religieusement conformé à ce programme. Ce qui ne veut pas dire que nous nous flattions de l'avoir rempli à souhait. Loin de là, notre grand regret, au contraire, est d'avoir à cet égard beaucoup moins fait que laissé à faire.

Nous serons toutefois amplement récompensé, si le peu que nous avons tenté de réaliser suffit pour encourager de plus capables à entrer dans la voie que nous avons tracée et réussit à obtenir à notre science cette double certitude théorique et pratique que nous appelons de tous nos vœux.

Semanas.

Mai 1858.

DOCTRINE PATHOGÉNIQUE

FONDÉE SUR

LE DIGÉNISME PHLEGMASI-TOXIQUE

ET

SES COMPOSÉS MORBIDES.

> « .... L'observation, c'est-à-dire connaître
> » et classer d'après les rapports que la nature
> » nous montre elle-même. »
> (Buchez. *Union médicale*, 1857, n° 80).

> L'organisme pathologique est virtuellement
> contenu dans l'organisme physiologique.

PRÉLIMINAIRES.

1. Nous ne surprendrons personne en disant que le plus grand chaos règne aujourd'hui sur la manière d'envisager les faits du ressort de la médecine, et plus particulièrement ceux de cette science qui ont trait à ce qu'on est convenu d'appeler : maladies *organiques*, de cause *interne.*

Donnez actuellement à vingt médecins éclairés le nom des maladies les plus journalières et qui se rencontrent à tous les pas, pour ainsi dire, tels que phlegmasie, catarrhe, rhumatisme, intoxication miasmatique, fièvre éruptive, fièvre typhoïde, etc. Demandez-leur un travail ex-professo sur chacun de ces sujets. Vous aurez, à la vérité, comme description, des travaux parfaitement comparables. Mais, aux divers points de la nature pathogénétique, de l'enchaînement et des rapports de ces états les uns avec les autres, sans en excepter le traitement, pour le plus grand nombre, quel inextricable labyrinthe, quelle réunion d'affirmations souvent les plus disparates ne rencontrez-vous pas ?

La confusion, à cet égard, loin de diminuer avec les progrès continuels et si remarquables des sciences accessoires, croît de jour en jour, on peut le dire. Et cela en est même arrivé à un point tel qu'il y aurait à désespérer de l'avenir de notre belle science, si l'imposante autorité des matériaux acquis n'enseignait suffisamment que pour être lente à venir, la lumière attendue se fera un jour sur toutes ces questions d'ensemble.

Ce peu de mots à propos desquels on ne saurait nous accuser d'avoir exagéré à plaisir, suffit à motiver, et jusqu'à un certain point, à excuser la juste impatience de quelques-uns, de sortir à tout prix d'un tel pêle-mêle, puisque, à tout prendre, une théorie qui rallierait les faits, dût-elle pécher de plus d'un côté, serait encore préférable à l'absence de tout raisonnement, de toute idée arrêtée, à ce dénuement philosophique, enfin, qui nous livre le champ médical sans guide comme sans boussole.

2. Dans l'état actuel de la science, le problème à résoudre nous paraît être celui-ci, à savoir : qu'il faut trouver une ou plusieurs formules *synthétiques* (mais considérant en même temps qu'aucune de celles-ci qui ne procéderait pas de la nature pathogénique proprement dite des phénomènes, ne saurait remplir le but) ; il faut trouver, par conséquent, une ou plusieurs formules capables d'embrasser dans leur pathogénie fondamentale la totalité de ceux des faits morbides jugés à priori devoir aller ensemble.

Que, dans des formules semblables, devenues, par là même, *séries morbides*, on puisse, sans effort ni transition brusque, passer du fait qu'on a sous les yeux au fait immédiatement au-dessus ou au-dessous.

Cette dernière condition est de rigueur. Car il ne faut pas oublier que, dans la nature, tout se suit et s'enchaîne par graduations insensibles. Si bien qu'entre deux faits un peu voisins l'un de l'autre dans la même série, il est parfois mal aisé d'y signaler des différences bien appréciables, celles-ci n'apparaissant et ne se dessinant d'une manière tranchée qu'à mesure qu'on s'éloigne de plus en plus du point de départ.

3. A titre de spécimen d'une telle formule applicable en particulier à un nombre déterminé de faits morbides de l'ordre de ceux cités plus haut, ou *organiques* de cause *interne*, nous allons examiner ce que nous appelons le DIGÉNISME PHLEGMASI-TOXIQUE.

4. Pour nous, les mots DIGÉNISME PHLEGMASI-TOXIQUE signifient littéralement : « Intervention en proportions

« variables de phlegmasie et d'intoxie, donnant en
« produit, x, morbide. »

Pour le moment, on le voit, x ne s'applique à rien
de déterminé. Cette détermination sera facile lorsque
nous connaîtrons les facteurs de x, puisque, à priori,
cette inconnue ne saurait être qu'un produit composé
plus ou moins conforme à l'un et à l'autre facteur.

Nous voici donc dans la nécessité, auparavant que
d'étudier, dans son application et ses résultats, la formule phlegmasi-toxique, d'entrer dans quelques détails
sur la notion physiologico-pathologique ou raison d'être
d'une telle formule.

Raison d'être de la formule phlegmasi-toxique.

5. Partant de cette donnée que nous croyons vraie
et que nous avons choisie pour épigraphe, savoir :
« Que l'organisme pathologique est virtuellement con-
« tenu dans l'organisme physiologique ; »

Et considérant, de plus, qu'il s'agit ici, comme nous
l'avons dit, de faits morbides, *organiques*, de cause
interne ;

Nous voici amené à rechercher tout d'abord dans
l'organisme physiologique, et plus particulièrement dans
l'organisme STATIQUE (puisqu'il s'agit d'*organes* malades)
notre point de départ.

6. En conséquence, il est, dirons-nous, deux conditions élémentaires de l'organisme statique ; conditions
internes et organogéniques fondamentales en ce sens
que, sans elles, nulle organisation n'est possible.

Ce sont LA COMPOSITION et LA DÉCOMPOSITION organiques, normales.

Par décomposition organique, normale, nous ne voulons pas désigner l'acte de décombinaison par laquelle un composé organique se transforme en un autre composé analogue.

Nous parlons de cette condition incomplètement étudiée, quoique inhérente à tout corps vivant et en vertu de laquelle ce dernier se détruit sans cesse partiellement en donnant lieu à divers produits au nombre desquels le plus important, à cause de sa propriété de susciter la décomposition organique à nouveau dans le sens de *propagation décomposante,* est celui connu sous le nom de MIASME.

7. A l'état physiologique, composition et décomposition organiques sont entre elles dans des rapports nécessaires et tels, que leur exercice est non seulement simultané, mais, de plus, sans cesse équilibré l'un par l'autre.

8. Pour ce qui est de nécessité d'une simultanéité avec équilibration d'exercice, en un mot, d'*une solidarité constante* de la part de composition et décomposition organiques, cela n'a pas besoin d'autre démonstration que de dire que cela résulte de l'inversité de nature desdits phénomènes.

Sachant d'ailleurs que, tandis que par composition l'organisme croît ou végète constamment, par décomposition, au contraire, il décroît ou se détruit sans cesse.

9. Posons donc en principe, ce qui, nous le croyons, ne saurait être contesté, à savoir : que composition et

décompostion sont les deux conditions organogéniques élémentaires et solidaires (sous-entendu : et *internes*) de toute organisation.

Et que c'est de leur exercice *équilibré* (en vue du maintien d'un *statu quo* organique, préétabli) que découle essentiellement l'état physiologique de l'organisme statique, ou, plus simplement, l'état *organophysiologique*.

10. Ceci admis, et invoquant une seconde fois l'épigraphe de tout à l'heure, il va s'en suivre rigoureusement deux choses; savoir :

Que toute cessation d'équilibre ci-dessus (9) entraîne cessation d'état organophysiologique, et partant, état organopathologique, ou plus simplement, ORGANOPATHIE.

Et réciproquement, que toute organopathie doit être rapportée et recherchée en dernière analyse dans exercice composant et décomposant *non physiologiquement équilibré*, c'est-à-dire s'écartant plus ou moins sous ce dernier rapport du *statu quo* organique, préétabli (*loc. cit.*).

11. En résumé, pour nous, l'expression ORGANOPATHIE signifiera donc désormais : « Maladie par cessation « d'équilibre physiologique composant et décomposant. » Ou plus simplement : « Maladie par cessation d'équilibre « organophysiologique (*). »

Et il va de soi que dans un tel état dont le point de

(*) En faisant ces deux définitions synonymes l'une de l'autre, c'est dire que le mot *organo*, dans organophysiologique de la seconde définition, correspond par abréviation à *composition et décomposition organiques*.

départ, c'est-à-dire primitivité morbide, appartient de fait à l'organe, le dérangement fonctionnel correspondant est toujours *consécutif*.

12. Partant de cette définition, et voulant procéder par les cas les plus simples, nous pouvons concevoir deux natures très-générales de cessation d'équilibre physiologique, dans l'espèce, savoir :

A. Cessation par sur-augmentation ou EXCÈS ;

B. Cessation par sur-diminution ou DÉFAUT, d'exercice composant et décomposant.

13. De là, deux ordres organopathiques correspondants, parfaitement séparables et séparés, quoique ayant base commune, savoir : composition et décomposition organiques, non équilibrées (12).

14. Nous laissons complètement de côté, dans ce mémoire, les organopathies par défaut. Et nous allons nous occuper exclusivement, dans ce qui va suivre, des ORGANOPATHIES PAR EXCÈS.

15. Pour commencer, rappelons que composition et décomposition, reconnues solidaires l'une de l'autre (8), ne sont telles que parce qu'elles se trouvent être respectivement entièrement différentes comme nature (*loc. cit.*)

Ajoutons ici, et distinctes, par suite, comme instruments.

16. Etant distinctes à ce point, rien n'empêche donc que sur-augmentation d'exercice (12) ne puisse porter sur elles de deux manières principales, savoir : *a*. sur l'une ou sur l'autre condition ; *b*. sur les deux conditions à la fois.

17. *a.* Dans le premier cas de sur-augmentation, celle-ci est évidemment *simple* ou encore *uni-conditionnelle*, en ce sens qu'elle ne comprend au principal que composition ou bien décomposition (16).

18. *b.* Dans le second cas, sur-augmentation est évidemment *double et simultanée*, ou encore *bi-conditionnelle*, en ce sens qu'elle porte sur les deux conditions à la fois (*loc. cit.*).

Nous compléterons tout à l'heure notre pensée sur cette dernière circonstance.

19. A propos du premier de ces deux cas de sur-augmentation, on peut se demander ce que devient la condition alterne qui n'est pas sur-augmentée ?

La réponse est facile. Il suffit de faire attention que, dans le cas qui nous occupe, et à cause même de solidarité constante entre les deux conditions (8), il arrive immanquablement ceci, à savoir : que décomposition, si c'est composition qui est sur-augmentée tout d'abord, ne tarde pas de se troubler à son tour, mais toutefois en sens *inverse,* à cause et en proportion de tout ce que l'autre augmente en plus. Et vice versâ.

Il y a donc ici cette différence, que tandis que dans les cas de sur-augmentation double et simultanée (18), composition et décomposition sont nécessairement *troublées primitivement toutes deux dans le même sens;*

Dans ceux de sur-augmentation simple; *l'une* des deux conditions seulement est troublée primitivement et dans le sens d'augmentation. L'autre condition n'est troublée que *secondairement et en sens opposé* de la première.

Ce qui permet, en effet, à sur-augmentation, dans ce second cas, d'être dite : *simple* ou si l'on veut : *une*, au point de vue de principalité morbide.

20. Pour fixer les idées, appelons PHLEGMASIE, composition organique sur-augmentée au principal.

Et nommons INTOXIE, décomposition organique, sur-augmentée pareillement au principal.

Ces deux cas répondant l'un comme l'autre à ce que nous avons appelé sur-augmentation simple (17).

21. Adoptant même nomenclature pour le cas dans lequel composition et décomposition se trouvent toutes les deux à la fois sur-augmentées (sur-augmentation double, 18).

Il suit que, pour donner à ce cas un nom en conformité de sa double nature, nous sommes conduit à réunir par un trait les deux appellations ci-dessus, qui deviennent ainsi PHLEGMASI-TOXIE.

22. *A priori*, ce dernier cas de sur-augmentation ne sera pas moins distinct que les deux premiers.

Puisque, tandis que ceux-ci se caractériseront au cortége par une sur-augmentation forcément uni-conditionnelle en tant que ne portant au principal que sur une seule condition qui sera composition ou bien décomposition.

Phlegmasi-toxie se distinguera par une sur-augmentation nécessairement bi - conditionnelle , c'est - à - dire répartie simultanément sur les deux conditions réunies.

Ajoutons : conditions qui plus est, *combinées* dans leur sur-augmentation.

Eu égard à affinité réciproque (vestige de solidarité physiologique) entre les deux conditions élémentaires, devenues *simultanément* morbides.

Nous ne connaissons que deux modes possibles d'*alliance morbide*.

De même qu'il n'y a que deux modes possibles de *naissance morbide* sur un même organisme, à savoir : *a*. naissance successive ; *b*. naissance simultanée.

a. Lorsque deux ou un plus grand nombre d'affections naissent successivement, si elles ont de l'affinité l'une pour l'autre, *elles se compliquent*.

a' En cas de non affinité, la plus forte *éteint* momentanément la plus faible qui reprend ou non son cours quand la première a terminé le sien.

C'est donc jusqu'à un certain point ici le cas de *duobus doloribus simul*, etc.

b. Lorsque deux ou un plus grand nombre d'affections naissent simultanément, si elles ont de l'affinité l'une pour l'autre, *elles se combinent*. Ce qui est le cas ci-dessus (22).

Ce dernier résultat est la conséquence forcée (dans le cas d'affinité), du fait d'*être nées ensemble*. Il répète donc dans l'ordre pathologique ce résultat bien connu des chimistes, relatif à la facilité, disons mieux, à l'infaillibilité de combinaison entre deux corps ayant de l'affinité l'un pour l'autre, et se rencontrant à l'état naissant.

b' En cas de non affinité l'une pour l'autre de deux affections nées ensemble, *elles marchent parallèlement*.

Nous ne croyons pas nous tromper en donnant ces quatre propositions comme autant de *lois* conformes à l'observation rigoureuse des faits de chaque jour, et comprenant *tous* les modes connus d'alliance morbide ; qu'on peut dès lors rapporter aux quatre chefs suivants, ni plus, ni moins, savoir : *complication*, *substitution*, *combinaison*, et enfin *marche parallèle*, morbides.

23. A ces résultats ne se bornent pas les déductions à tirer de ce que nous venons de dire.

Il suffit d'énoncer les titres précédents, savoir : *Phlegmasie*, *Intoxie* et *Phlegmasi-toxie*, pour concevoir aussitôt que de ces trois termes, eu égard aux liens naturels du dernier avec les deux premiers, découle une *série organopathique* (par excès) tout entière.

Car si, au delà de Phlegmasie et d'Intoxie, il n'y a à proprement parler plus place pour aucune organopathie par excès (distincte de ces deux mêmes termes, cela s'entend) ; en revanche, en deçà de ces deux termes, à savoir : entre Phlegmasie et Intoxie, il y a place, au contraire, pour autant d'organopathies par excès qu'on voudra, c'est-à-dire pour autant d'organopathies formées à la fois de Phlegmasie et Intoxie combinées toujours entre elles (22), sauf les proportions susceptibles, on le comprend, de varier à l'infini.

Or, du moment que Phlegmasie et Intoxie deviennent ainsi termes extrêmes d'une série morbide, dont tous les intermédiaires se trouvent composés à la fois de chaque terme extrême, sauf les proportions :

Phlegmasie et Intoxie sont constituées par là même : *facteurs génériques* des individus de la série entière.

Et ajoutons : *conditions internes fondamentales* en organogénie pathologique, absolument, toutes proportions gardées, comme les conditions dont elles relèvent (composition et décomposition) sont internes et fondamentales, elles-mêmes, en organogénie physiologique (6).

Voilà pour l'origine et la signification de formule générale *phlegmasi-toxique.*

Comprise ainsi, elle n'exprime donc autre chose, comme nous le disions en commençant, que le digénisme en puissance des facteurs Phlegmasie et Intoxie.

C'est bien là une formule synthétique procédant en même temps de la nature pathologique proprement dite des phénomènes.

Puisque sans se rapporter à aucune organopathie par excès, en particulier, elle les contient et les renferme toutes *conditionnellement* et dans leurs conditions fondamentales, nous venons de le dire, comme organogénie pathologique.

Poursuivons maintenant dans son application et ses résultats plus particuliers, pressentis plus haut, la formule phlegmasi-toxique.

Application et résultats de la formule phlegmasi-toxique.

24. Remarquons que puisque ladite formule contient implicitement tous états formés en proportions variées de Phlegmasie et d'Intoxie, la marche à suivre pour réaliser lesdits états est facile à trouver.

Il va suffire de déterminer le nombre des combinaisons définies et distinctes auquel peuvent aboutir les proportions diverses de Phlegmasie et d'Intoxie, en ayant soin, chemin faisant, d'assigner à chaque combinaison sa place relative entre les deux termes de la formule qui deviendra de cette manière série morbide (organopathique) non interrompue ou *naturelle*.

25. Afin de toujours procéder par les cas les plus simples,

Enregistrons pour commencer *Phlegmasie*, *Intoxie* et *Phlegmasi-toxie*.

Les deux premiers cas nous représenteront chacun en particulier, à l'instar de sur-augmentation d'où ils relèvent (sur-augmentation *simple*, 17), la combinaison phlegmasi-toxique la plus élémentaire en tant que réduite, au principal, à une seule des deux conditions morbides.

Par contre, *Phlegmasi-toxie* constituera une combinaison intermédiaire entre les précédentes, ou *mixte*.

Pour rendre nettement définie la composition élémentaire de cette dernière combinaison, imaginons que sur-augmentation double et simultanée qui lui sert d'origine (18) s'est exercée sur composition et décomposition suivant des proportions exactement égales.

Cela aura pour résultat évident, savoir : que dans une telle combinaison mixte, les éléments Phlegmasie et Intoxie n'y seront pas seulement combinés, mais de plus, *équilibrés*.

Nous déduirons plus tard les conséquences remarquables d'une telle équilibration qu'on peut, dès à présent, appeler extra-physiologique, ou plus simplement *pathologique*. Par opposition à équilibre *physiologique* de la part de composition et décomposition s'exerçant à l'état normal (9).

26. En résumé, nous aurons de cette façon trois premiers groupes sériaires, ou encore *genres morbides* (d'ordre organopathie par excès ; 12), ayant une composition définie et vraiment tranchée, et que nous pourrons baptiser définitivement en conséquence, savoir : PHLEGMASIE, INTOXIE et PHLEGMASI-TOXIE.

Et il reste sous-entendu que les deux premiers sont simples et élémentaires à proprement dire, par la raison déjà donnée (25), et parce qu'ils entrent dans la composition de tous les autres.

Tandis que le second est un composé élémentaire ou mixte, et de plus *mixte-stable* à cause d'équilibre pathogénique à son égard (*loc. cit.*).

Etant donnée, maintenant, la série phlegmasi-toxique supposée entière si nous recherchons quelle place y doit occuper chacun des genres précédents, il va de soi que, tandis que Phlegmasie et Intoxie deviennent *tête de série* et en occupent respectivement l'une des limites extrêmes.

Phlegmasi-toxie, quant à lui, y occupe justement la place du milieu.

27. Continuant d'aller à la recherche des combinaisons phlegmasi-toxiques distinctes et destinées désormais à combler les vides existant entre chaque groupe extrême et le groupe moyen-terme ; nous le pouvons aisément en imaginant deux autres combinaisons mixtes et de formation identique à celle du groupe moyen-terme.

A cela près que pour l'une des deux combinaisons,

sur-augmentation sans cesser d'être double et simultanée aura porté plus fortement sur composition. D'où prédominance de phlegmasie au composé total qui devient ainsi : BI-PHLEGMASI-TOXIE.

Tandis que pour l'autre combinaison, c'est aux dépens, au contraire, de décomposition que sur-augmentation aura été plus prononcée. C'est pourquoi, au composé total, il y aura prédominance d'intoxie ou enfin PHLEGMASI-BI-TOXIE.

Quant à la place relative de ces deux autres groupes (que nous surnommons *mixtes-instables*, à cause de défaut chez eux d'équilibre pathogénique), il appert que celui à excès phlegmasie est appelé par nature à occuper la place intermédiaire entre Phlegmasie et Phlegmasi-toxie.

De même que la composition de celui à excès intoxie, le range non moins naturellement entre Phlegmasi-toxie et Intoxie.

28. Toutes ces combinaisons réunies nous font donc jusqu'ici un total de *cinq* groupes sériaires.

Il serait absolument inutile, à supposer encore que cela fût possible et cela ne l'est pas (*), de chercher à aug-

(*) Le plus simple examen apprend qu'en réalité il serait imposible de multiplier davantage le nombre des groupes ci-dessus.

Car, dans toute série composée élémentairement de deux termes, ni plus, ni moins, comme est d'ailleurs la série actuelle, dite pour cette raison *digénique*, le nombre des combinaisons vraiment distinctes ou *types*, ne saurait dépasser *cinq*.

Toute combinaison en dehors de celles-là rentrant infailliblement dans l'un ou l'autre type, ainsi que nous le vérifierons d'ailleurs dans l'espèce.

menter le nombre de nos combinaisons sériaires. Du moment que les cinq groupes que nous venons de réaliser suffisent comme nombre et caractères proportionnels à relier tout le reste, ainsi que nous allons le vérifier.

29. Au préalable, résumons et éclaircissons nos divisions par les tableaux suivants (Voir *les Tableaux* I et II, *pages* 17 et 18).

30. Les deux tableaux dont il s'agit ont trait à la même chose. La différence entre eux est toute dans les détails et l'exposition.

C'est ainsi que le tableau I est particulièrement disposé pour la compréhension du digénisme phlegmasi-toxique envisagé à son double point de départ, à savoir : les phénomènes de composition et de décomposition organiques.

Ce tableau, où l'on va d'un groupe morbide à un autre groupe morbide *en passant du connu à l'inconnu*, suit par cela même l'ordre GÉNÉALOGIQUE, ainsi que l'indique le titre.

Dans le tableau II, au contraire, la disposition des groupes est ordonnancée en vue, non de l'ordre généalogique, mais de l'ordre SÉRIAIRE (Voir le *titre*); c'est-à-dire de la situation respective des groupes telle qu'elle existe dans l'*enchaînement naturel* des faits morbides.

C'est là, en attendant plus amples détails, ce dont on peut s'assurer à l'avance par la simple inspection des groupes eux-mêmes, ainsi que des espèces et types morbides dont nous les avons fait suivre.

Pour ce qui est du tableau I, celui-ci n'a pas beoin

TABLEAU I (*Ordre généalogique*).

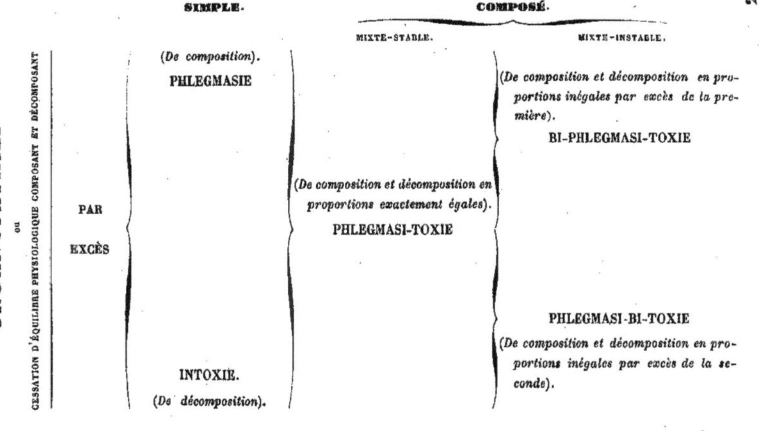

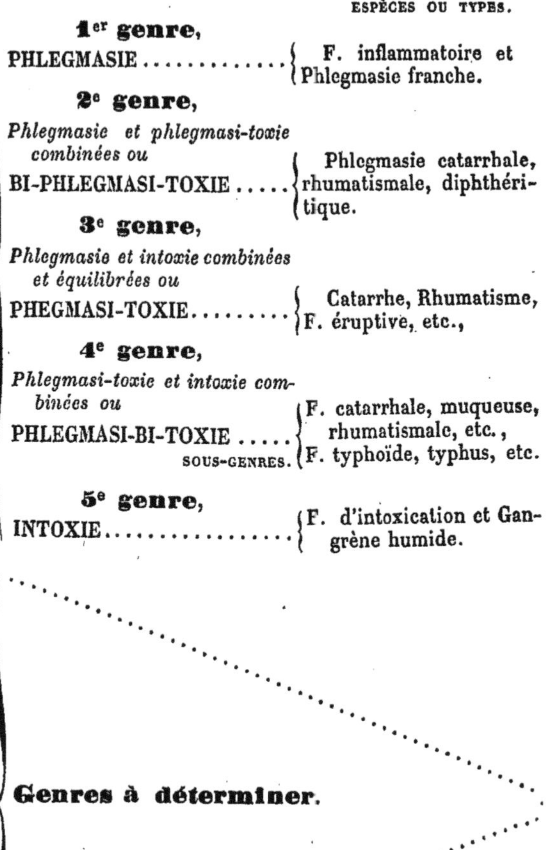

ORGANOPATHIES
ou
CESSATION D'ÉQUILIBRE ORGANOPHYSIOLOGIQUE.

PAR EXCÈS

PAR DÉFAUT

ESPÈCES OU TYPES.

1er genre,
PHLEGMASIE .... { F. inflammatoire et Phlegmasie franche.

2e genre,
Phlegmasie et phlegmasi-toxie combinées ou
BI-PHLEGMASI-TOXIE ..... { Phlegmasie catarrhale, rhumatismale, diphthéritique.

3e genre,
Phlegmasie et intoxie combinées et équilibrées ou
PHEGMASI-TOXIE .... { Catarrhe, Rhumatisme, F. éruptive, etc.,

4e genre,
Phlegmasi-toxie et intoxie combinées ou
PHLEGMASI-BI-TOXIE ..... { F. catarrhale, muqueuse, rhumatismale, etc.,
SOUS-GENRES. { F. typhoïde, typhus, etc.

5e genre,
INTOXIE .... { F. d'intoxication et Gangrène humide.

Genres à déterminer.

d'explication particulière. Nous pensons qu'il sera facilement compris par quiconque aura lu les prémisses qui précèdent.

Nous ferons seulement remarquer que les accolades qui réunissent les groupes Phlegmasie et Intoxie; puis Phlegmasie et Phlegmasi-toxie, etc., sont là à titre d'acheminement au fonctionnement *du digénisme phlegmasi-toxique* proprement dit, dont le tableau II est l'exposition pure et simple, et débarrassée par conséquent de tout préliminaire supposé connu.

31. Les considérations qui vont suivre concernent donc spécialement le tableau II.

Dans ce tableau, on peut voir que la série phlegmasi-toxique n'en occupe qu'une portion restreinte.

Cette première disposition remplit deux buts : d'une part, elle prévient les reproches de ceux qui pourraient nous accuser de vouloir faire entrer dans notre série actuelle la pathologie tout entière ; et, d'autre part, elle sert à montrer la place précise et les rapports de cette série avec le reste.

32. Car il doit être bien entendu, avant tout, que loin de viser à réunir l'ensemble pathologique, la formule phlegmasi-toxique n'en comprend expressément, au contraire, qu'une des fractions sériées.

Que son seul mérite, en s'adaptant à cette fraction entre toutes la plus répandue comme la plus journalière, est d'en former un tout complet dans son particulier.

Mais qu'à côté de ce tout partiel, il en existe certainement d'autres. Persuadé que nous sommes, d'autre part,

que l'ensemble pathologique ne forme point une chaîne
unique, mais bien un nombre plus ou moins considérable
de chaînons ou rameaux distincts, entés sur un tronc
commun qui n'est autre que l'organisme physiologique.

33. Dans le tableau II, toujours, l'expression-titre
ORGANOPATHIES indique nettement le caractère commun et
le plus général des maladies qu'il comprend.

Caractère qu'on peut traduire en disant, savoir : « ma-
« ladies ayant leur point de départ dans l'organe. »

Énoncer ceci, c'est sous-entendre qu'il existe d'autres
maladies qui ne sauraient trouver place dans ce tableau
même.

34. Nous pensons, en effet, que l'ensemble ou mieux le
règne pathologique doit être partagé tout d'abord en deux
grands embranchements morbides, savoir :

a. Maladies ayant leur point de départ dans l'organisme
STATIQUE.

Ici, par conséquent, on a toujours lésion d'organe au
début, et, consécutivement, lésion fonctionnelle.

C'est là cette grande première classe à laquelle répond
l'expression ORGANOPATHIES de nos tableaux.

b. Il y a ensuite une classe de maladies ayant leur point
de départ dans l'organisme DYNAMIQUE.

Dans cette seconde classe, à l'inverse de la précédente,
on ne part pas des lésions organiques, mais, au contraire,
on y arrive ;

Car on a toujours et nécessairement lésion fonctionnelle
au début, et consécutivement, lésion d'organe.

Si nous avions à nous occuper de cette deuxième

grande classe de maladies, nous l'appellerions FONCTIO-
PATHIES.

Sa caractéristique serait, par opposition à celle des
tableaux actuels : « Maladies ayant leur point de départ
« dans la fonction. »

Au point de vue le plus général, on peut dire que l'organisme
est un composé indivis *organe et fonction*, agissant et réagissant
tour à tour l'un sur l'autre dans un but tout à la fois d'existence
et de conversation réciproques, à savoir : que l'organe *fait et
maintient* la *fonction* au même titre que cette dernière *fait et
maintient* l'organe, et ainsi de suite.

Cela étant, supposez qu'en plein exercice réciproque, organe
vienne à être lésé. Vous aurez, dans ce premier cas, lésion organique primitive et fonctionnelle consécutive ou ORGANOPATHIE.

Supposez, au contraire, au moment où fonction va répondre à
l'appel de l'organe comme ce dernier a répondu tout à l'heure à
l'appel de la fonction, supposez, dis-je, que par une cause indé-
pendante de l'organisme, fonction vienne à être sur-ralentie, su-
rexcitée, troublée, en un mot, plus ou moins profondément, vous
aurez, dans ce second cas, lésion fonctionnelle primitive et organique consécutive ou FONCTIOPATHIE.

Mais lésion organique est synonyme de lésion statique ou *matérielle*.

De même que lésion fonctionnelle est synonyme de lésion dynamique ou *sine materia*.

Donc, l'admission de maladies par lésion immatérielle ou *sine
materia* (au début), n'est pas moins logique que celle de maladies
par lésion matérielle.

Ceci une fois vérifié, et les faits à l'appui se pressent à l'envi,
il nous semble que la vieille dispute entre l'école Vitaliste et l'é-
cole Organiste n'aura plus de motif.

Puisqu'il sera reconnu, par là, que toutes deux ont raison et que toutes deux ont tort dans leur exclusivisme.

Puisqu'il sera prouvé, en un mot, que ce que chacune d'elles, en son particulier, place au premier rang, comme primitif (lésion dynamique, lésion organique) peut, suivant les cas, passer au second rang comme consécutif.

Ce n'est point le lieu d'établir par des raisonnements et des faits la légitimité de cette double première division fondamentale. Il nous suffisait de l'indiquer ici afin de faciliter l'intelligence des tableaux, et éviter à leur égard toute équivoque. Il est donc entendu qu'il ne doit s'agir dans tout ce travail que de maladies par lésion primitive d'organe.

35. Toute lésion d'organe (de cause interne) se résume invariablement au fond, suivant nous, en une cessation d'équilibre physiologique, composant et décomposant ou plus simplement, en une cessation d'équilibre organo-physiologique. Nous savons que ces deux versions sont synonymes (11).

Pour ce qui est de ce point de départ conditionnel, commun aux lésions organiques de cause interne, c'est là ce que nous nous sommes efforcé d'établir en commençant, et nous n'y reviendrons pas (5 *et sq.*).

36. Cessation d'équilibre organophysiologique étant acceptée pour premier caractère des organopathies,

Leur second caractère va dépendre de la nature même du trouble organique constituant la cessation, ou, ce qui revient au même, de cessation d'équilibre considérée dans son caractère le plus général (12).

Et, sous ce rapport, et en quoi que cessation d'équilibre puisse consister à ses points de vue plus secondaires, nous admettons qu'elle dépend avant tout ou d'une sur-augmentation, d'où EXCÈS; ou d'une sur-diminution, d'où DÉFAUT d'exercice composant et décomposant (*loc. cit.*).

De là, deux ordres organopathiques en rapport.

37. Nous n'avons pour ce moment rien à dire de l'ordre des ORGANOPATHIES PAR DÉFAUT.

Dont les subdivisions, les caractères, l'histoire particulière, en un mot, bien que faciles à pressentir, est seulement indiquée dans le tableau II, et laissée à l'état de *desiderata*.

38. Quant au premier ordre organopathique (celui par EXCÈS), qui doit seul nous occuper, et, sans vouloir revenir sur les considérations préliminaires de groupement et de nomenclature (considérations que le *tableau* I résume clairement), nous dirons tout de suite que ce premier ordre se décompose en *cinq* groupes sériaires ou *genres morbides*, fort naturels si on les envisage par succession, et fort différents, au contraire, si on les envisage par opposition (VOIR *tableau* II).

39. C'est ainsi qu'aux deux extrémités de la série nous trouvons PHLEGMASIE, d'un côté, et INTOXIE, de l'autre.

Deux premiers genres morbides, *simples* et élémentaires, à proprement dire (25 *et sq.*).

Au milieu, prend place PHLEGMASI-TOXIE qui résulte de combinaison entre Phlegmasie et Intoxie, supposées se rencontrant en proportions exactement égales ou équilibrées *(loc. cit.)*.

De là, un premier genre morbide *mixte* et, de plus, *stable* à sa composition, allure, etc., comme nous le vérifierons.

Notons, en outre, en passant, ce qui sera aussi vérifié, savoir : que ces trois premiers genres sont les plus caractéristiques en ce sens qu'ils constituent, chacun en particulier, la plus haute expression de la série.

Viennent enfin les genres intermédiaires 2 et 4, lesquels résultent, l'un comme l'autre, de combinaison entre Phlegmasie et Intoxie ; mais celles-ci se rencontrant en proportions inégales, à savoir : avec excès phlegmasie pour genre 2, et avec excès intoxie, pour genre 4.

De là, deux derniers genres morbides, *mixtes* encore, mais *instables* dans leur composition, allure, etc., ainsi que nous le vérifierons amplement.

A propos de ces deux derniers genres, notons qu'on peut les concevoir l'un et l'autre formés d'une autre manière, savoir : le genre 2, par combinaison directe entre Phlegmasie et Phlegmasi-toxie ; et le genre 4, par combinaison directe entre Phlegmasi-toxie encore et Intoxie.

Cette autre combinaison pathogène qui ne change rien au résultat final, respectif, est plus simple que la première, et c'est celle que nous avons inscrite au tableau II (Voir *ce tableau*).

Enfin, pour distinguer nominativement ces deux derniers genres, nous les avons appelés, savoir : le premier,

BI - PHLEGMASI - TOXIE , et le second , PHLEGMASI - BI - TOXIE
(*loc. cit.*).

Ces deux dénominations trouveront-elles grâce? Peu
nous importe, après tout.

Pourvu qu'on les remplace (ce qui nous paraît difficile) par deux dénominations équivalentes en tant que
traduisant *aussi exactement* que ces dernières les exigences tout à la fois de la synthèse actuelle et de la nomenclature inaugurée depuis longtemps par les termes
consacrés : phlegmasie et intoxie,

Ajoutons que la composition de ces deux derniers genres indique suffisamment, *a priori*, que bien qu'ils
soient distincts entre eux, et, du reste, ils sont cependant moins tranchés que les trois premiers genres avec
lesquels ils se relient en s'y fondant nécessairement plus
ou moins, ce que nous vérifierons.

Voilà pour les caractères tout à la fois d'ordre et de
filiation des groupes sériaires du tableau II.

40. Il nous reste à compléter tout ceci par l'examen
des caractères distinctifs de chacun des groupes.

Dans cet examen, qui va être à la fois théorique et
pratique, et pour procéder avec méthode, nous suivrons
l'ordre *généalogique* exposé au tableau I.

Ce qui nous obligera à intervertir l'ordre sériaire ou
naturel du tableau II, et, par conséquent, à opposer les
genres les uns aux autres en passant de genre 1 à genre 5 ;
puis de celui-ci à genre 3, etc.

Un résumé général, présenté à la fin, rétablira chacun
d'eux dans l'ordre sériaire.

CHAPITRE PREMIER.

—

Iᵉʳ GENRE.

PHLEGMASIE

—

Ex : *F. inflammatoire et Phlegmasie franche.*

41. Dans ce genre morbide, cessation d'équilibre organophysiologique provient du fait de sur-augmentation
de composition organique, décomposition, au début,
restant la même pour diminuer proportionnellement un
peu plus tard (19).

42. Les affections de ce genre sont, par conséquent,
simples, c'est-à-dire ne reconnaissent au principal qu'un
point de départ conditionnel morbide (composition sur-
augmentée, *loc. cit.*), lequel point de départ elles traduisent pareillement au principal et à toutes leurs manières d'être de lésions, symptômes, marche, traitement, etc.

A toutes ces manières d'être, et sauf complication, elles se montrent en outre et comme de raison, aussi éloignées que possible de condition morbide inverse (décomposition sur-augmentée ou *Intoxie*).

C'est pourquoi on ne trouve, au cortége, aucune altération par décomposition, soit des humeurs et du sang en particulier, soit des solides. C'est pourquoi enfin, et sauf complication toujours, on ne rencontre aucun phénomène traduisant sidération, ou seulement simple perturbation de l'activité vitale tant de la part des actes organiques que des actes de relation.

Au lieu et place desdits phénomènes, on constate tous ceux qui, de près ou de loin, et à degrés divers, rappellent l'acte de composition organique dont Phlegmasie n'est en réalité que l'exagération portée momentanément au degré morbide (20).

43. Ainsi, tout d'abord, lésions *quantitatives*, à savoir : augmentation de richesse des humeurs et du sang en particulier (couenne, etc.); turgescence par sur-composition des solides et hyperstimulation des fonctions en rapport. En y comprenant nécessairement et au préalable, surexcitation circulatoire, laquelle est *locale*, ce qui donne alors tuméfaction, rougeur et chaleur (fièvre locale) ou *générale* (fièvre proprement dite); sur-excitation caractérisée avant tout, dans les deux cas, par la franchise de son expression et sa véhémence de bon aloi.

44. Ici, la maladie, prise dans son ensemble, offre toujours à considérer, à titre de reflet inévitable de

l'harmonie inhérente aux actes de composition phy-siologique , une marche *continue*, se décomposant en périodes de début, d'état et de déclin. Périodes (sauf les cas d'anomalité, rares d'ailleurs) complètes, distinctes, régulièrement successives, et, de plus, rigoureusement proportionnelles.

45. Ajoutons, comme suite logique, tendance cons-
• tante vers une solution spontanée, heureuse et susceptible le plus souvent d'être calculée avec certitude.

Sauf complication étrangère, ce caractère distinctif de Phleg-masie franche, savoir : solution *spontanée, heureuse*, se retrouve comme il devait se retrouver, en effet, dans les deux terminaisons habituelles à cette nature morbide, c'est-à-dire, soit qu'il s'agisse de terminaison avec évacuation interne du produit phlogosé ou *résolution*, soit qu'il s'agisse de terminaison avec évacuation externe dudit produit ou *suppuration* proprement dite.

Pour ce qui est des deux autres terminaisons qu'on est dans l'habitude d'attribuer encore à Phlegmasie franche, savoir : *la délitescence* et *la métastase*, nous les rejetons, pour notre compte, du nombre des caractères distinctifs de la maladie qui nous occupe.

En effet, en ce qui touche la délitescence ou terminaison par avortement des périodes morbides, ce caractère ne saurait, à ce titre, faire partie du cortége de phlegmasie franche, régulière. Il concerne seulement les cas *anormaux* de cette dernière, cas dont nous n'avons pas à nous occuper ici.

Quant à la métastase, cette variété de terminaison qui n'est au fond qu'un mode *d'ambulance morbide*, c'est là un caractère com-plètement étranger à phlegmasie franche et du ressort exclusif d'une nature morbide fort différente (Voir *genre* 3, dit PHLEGMASI-TOXIE).

46. Enfin, comme suite logique encore, médication purement expectante dans l'immense majorité des cas.

Ou bien, lorsqu'il y a lieu d'agir, médication essentiellement et directement *anti-composante*, c'est-à-dire reposant au principal sur les moyens directement spoliateurs, en tête desquels se place : Evacuation sanguine en nature.

47. Ajoutons ce qui est facile à comprendre, à savoir :• que les affections du genre Phlegmasie peuvent indifféremment et suivant les cas, se constituer affection générale (*totius substantiæ*) ou affection exclusivement limitée ou locale sédentaire,

Suivant que sur-augmentation porte sur la totalité des parties qui se composent et par conséquent partout. Ou qu'elle porte seulement sur une fraction plus ou moins étendue de ces dernières et y demeure fixée.

Le premier cas répond à l'espèce type qu'on est convenu d'appeler *F. inflammatoire*.

Le second cas se personnifie dans *Phlegmasie franche*. Cette dernière, comme on sait, limitée et sédentaire dans le même lieu depuis le commencement jusqu'à la fin ou locale, en un mot dans toute l'acception du terme.

Voilà pour les caractères distinctifs ou proprement dits du genre Phlegmasie. Disons que quelques uns d'entre eux recevront, à l'occasion des genres qui vont suivre (le genre 3, notamment) un complément de développement que nous leur refusons ici, à seule fin de ne pas nous répéter inutilement.

Il est à remarquer que tous ces caractères qui se résument aisément dans *a*, Lésions *quantitatives* (générales ou locales); *b*, allure *harmonique*; laquelle comprend implicitement : marche continue, solution spontanée, heureuse et médication expectante; *c*, enfin dans les cas où il faut agir, médication au principal *anti-composante* (évacuation sanguine); il est à remarquer, disons-nous, que tous ces caractères traduisent directement et complétement, chacun en son particulier, la nature morbide fondamentale (sur-composition organique ou *phlegmasie*).

D'où il suit qu'ils ont même rang comme signification, et que l'un quelconque d'entre eux enfin, suffit pour poser avec certitude le diagnostic de Phlegmasie.

48. Le genre qui nous occupe justifie encore d'un autre caractère, placé exclusivement sous la dépendance de conditions atmosphériques déterminées.

A cet égard, nous devons signaler spécialement, sans qu'il nous soit possible d'entrer à cet égard dans aucun détail plus particulier, que, en tête des conditions étiologiques d'ordre atmosphérique, les plus propres à développer les affections du genre dont il s'agit ici, on doit placer *les maxima* de chaleur ou de froid, dépourvus en même temps d'humidité appréciable.

Une telle condition atmosphérique, dont le règne, par là même, ne saurait être jamais que temporaire, jouit, en revanche, au même titre que toute condition de même ordre, existant momentanément à l'état de prédominance, jouit, disons-nous, d'un mode d'action qui est tel que, considéré en fonction d'une nature morbide donnée, ici phlegmasique, ses produits *se généra-lisent* comme individualités de même nature, apparaissant à la fois et en plus grand nombre que tout le reste. C'est, en d'autres termes, ce qu'on appelle, en langage courant, le caractère morbide *épidémique*.

En ce qui concerne Phlegmasie ; Épidémicité est donc encore un caractère des affections de ce genre morbide.

Mais caractère seulement *relatif* en tant que subordonné, comme production, à la condition qui précède (les maxima de chaleur ou de froid, secs) ; condition elle-même secondaire en tant que non indispensablement liée à production de Phlegmasie. A preuve que les faits montrent sur-abondamment que celle-ci est apte à se produire indifféremment et par toutes les conditions atmosphériques possibles.

Avec cette restriction toutefois, facile à comprendre, que, en l'absence de sa condition généralisatrice essentielle, ci-dessus, Phlegmasie ne saurait apparaître alors que d'une manière isolée ou enfin *sporadique*.

CHAPITRE II.

—

5e GENRE.

INTOXIE

—

Ex. : *F. d'intoxication et Gangrène humide (de cause interne)*.

49. Par cela même que nous sautons en ce moment du genre 1 à genre 5 (V. *Tableau II*); nous pouvons dire à l'avance que l'ensemble des phénomènes que nous allons rencontrer est précisément le contre-pied des précédents. Ce qui se devine d'ailleurs au seul énoncé comparatif de l'inversité de nature du point de départ conditionnel morbide.

50. Dans le genre actuel, en effet, cessation d'équilibre organophysiologique provient du fait de sur-augmentation de décomposition organique ; composition au début, restant la même, pour diminuer proportionnellement un peu plus tard (19).

3

D'où il suit que les affections de ce genre, affections *simples*, au même titre que celles du genre précédent, c'est-à-dire en tant que ne reconnaissant au principal qu'un point de départ conditionnel, morbide (17), et le traduisant à tous les points de vue de lésions, symptômes, marche et traitement, etc., se montrent en même temps aussi éloignés que possible de condition morbide, inverse (composition sur-augmentée ou *Phlegmasie*).

51. C'est pourquoi, au lieu des lésions quantitatives de tout-à-l'heure, c'est-à-dire traduisant sur-augmentation de composition, tant des liquides que des solides (43), on a celles qui déposent en faveur d'une décomposition organique, devenue momentanément prépondérante, absolument parlant.

De là, lésions *qualitatives*, tantôt légères, tantôt profondes, suivant degré d'Intoxie, et étendues aux humeurs et au sang en particulier (défibrination, dissolution, etc.).

Tendance à la désagrégation par désorganisation plus ou moins avancée des solides, entraînant cessation par perturbation correspondante du côté des fonctions en rapport.

En y comprenant nécessairement et au préalable, surexcitation circulatoire, semblable en apparence seulement à surexcitation circulatoire dans le genre précédent. Et différente par ceci, à savoir : que *locale*, on trouve alors tuméfaction avec absence de chaleur (mort organique, locale). Ou que *générale* et quoiqu'il s'agisse encore ici, en tant que sur-excitation circulatoire, d'une fièvre proprement dite, celle-ci est de mauvais aloi ou *insidieuse*, comme on l'appelle, c'est-à-dire « concou- « rant directement à tarir les sources de la vie *sous* « *l'allure plus ou moins conservée* de l'acte organi- « sateur par excellence. »

Pour peu qu'on lise avec attention cette définition donnée par nous et que nous tenons pour vraie, de l'expression *insidieuse*, laquelle est appliquée si communément en matière de fièvre d'intoxication, il est facile de s'assurer que dans cette définition le passage souligné, suivant : « ...... *sous l'allure plus ou moins conservée, etc.* ; » exprime implicitement un fait que la pratique constate assez souvent, à savoir : que dans certaines intoxications (générales ou *totius substantiæ*), la circulation au lieu d'être sur-excitée, comme c'est l'ordinaire, reste normale ou même se montre sur-ralentie. Si bien qu'une telle allure dans laquelle on ne saurait voir après tout un fond différent, mais seulement une variété d'allure perturbatrice ; si bien qu'une telle allure, disons-nous, autoriserait, suivant un ordre d'idées, à appeler ces sortes d'intoxications : *fièvre d'intoxication sans fièvre*. Ce qui serait tout simplement un non sens. Leur véritable dénomination étant évidemment : *Intoxication générale sans fièvre*.

C'est à propos de semblables cas qu'on reconnaît combien le caractère ou élément : *Fièvre* (si on en excepte, pour des motifs inverses, c'est-à-dire parce que c'est là une nature morbide, exempte d'insidiosité, à savoir : genre Phlegmasie), c'est à propos de ces cas, disons-nous, qu'on reconnaît combien le caractère fièvre est variable et trompeur.

Et pourquoi on ne saurait le faire entrer en ligne de compte parmi les caractères distinctifs *généraux* des êtres morbides à l'égard desquels il ne peut être employé efficacement qu'à la distinction des espèces entre elles.

Cela rend compte du même coup de l'impuissance des Classi-
fications ayant pris pour base la présence ou l'absence de l'état
fébrile.

52. Ici, par conséquent, et à titre de contre-coup
inévitable de ce qui précède, il n'y a plus de périodes
de début, d'état et de déclin, en tant que périodes
complètes, tranchées et régulièrement successives; comparables enfin sous les rapports d'harmonie à celles
inhérentes aux actes de composition sur-augmentée ou
phlegmasique.

Si ces périodes existent quelquefois, elles manquent
plus souvent encore. De plus, lorsqu'elles existent, elles
ne conservent entre elles aucune relation constante, à
savoir : qu'à une période de début très-courte ou
très-prolongée, succède une période d'état démesuré-
ment longue ou tronquée. De même pour période de
déclin.

53. En suite de tout ceci, tendance nulle à résolution
spontanée, heureuse, qui, lorsqu'elle survient ne saurait, en aucune façon, être annoncée avec certitude.
Tendance bien plutôt vers terminaison fatale qui,
outre qu'elle est fréquente, survient fort souvent d'une
façon inopinée.

54. Obligés de se mettre à l'unisson de perturbation
organique, c'est ici enfin que les exercices fonctionnels,
tant organiques que de relation, parvenus à leur plus
haute expression de déréglement, prennent les noms
consacrés, savoir : sédation, algidité, sidération. Ou

bien ceux encore : stupeur, ataxie, adynamie, etc. Toutes nuances d'un fond commun ayant nom *perniciosité*, dans le premier cas ; ou s'appelant *état typhoïde*, dans le second cas. Nuances enfin émanant d'une même cause prochaine ou source fondamentale commune, à savoir : décomposition organique sur-augmentée au premier chef.

55. A ces caractères d'Intoxie, il faut ajouter ceux tirés du traitement.

Et il suffit d'avoir lu ce qui précède pour en induire que ce dernier doit être ici tout à la fois agissant et *anti-décomposant* au principal.

Dernière indication que *Quinquina* remplit à souhait, ainsi que nous l'apprend l'expérience.

56. Ajoutons enfin ce que les données qui précèdent permettent encore de prévoir : qu'à l'égal de genre Phlegmasie, Intoxie se constitue indifféremment et suivant les cas, affection générale (*totius substantiæ*) ; ou affection exclusivement limitée ou locale-sédentaire (*). Selon que suractivité de décomposition a gagné du premier coup toute la substance passible de décomposition organique et parconséquent l'organisme entier. Ou qu'elle occupe seulement une portion limitée de la substance.

(*) Ce dernier cas n'exclut pas extension du mal, mais extension, ici, sans quitter le point primitivement malade et qui reste toujours le plus malade.

Mode de localisation bien différent, par conséquent, de l'ambulance ou allure morbide, *erratique*, que nous rencontrerons ailleurs.

Dans le premier cas (généralisation primitive) où pour une même intensité morbide, donnée, sur-décomposition organique est nécessairement, comme lésion, plus étendue que profonde. On constate *la F. d'intoxication* aux types et gravité divers.

Dans le second cas (localisation primitive) où sur-décomposition organique est, au contraire, plus profonde qu'étendue. C'est *la Gangrène humide* de cause interne.

57. Les caractères qui précèdent embrassent l'affection entière dans ce qu'elle a d'essentiel comme genre, et se groupent d'eux-mêmes, pour ainsi dire, sous les trois chefs suivants, savoir : *a.* Lésions *qualitatives* (générales ou locales); *b.* Allure *perturbatrice* (bénignité, perniciosité, état typhoïde, etc.); *c.* Enfin, médication *anti-décomposante* au principal (Quinquina).

Si l'on relit ensuite à propos de chaque caractère ainsi classé l'historique abrégé qui le concerne, on reconnaît sans peine que chacun d'eux découle directement, ou si l'on aime mieux, est la traduction *complète* dans son particulier, de nature morbide fondamentale (sur-décomposition organique ou Intoxie).

D'où il suit que ces trois caractères ont chacun une valeur de fond et *absolue*, dans l'espèce. Et que séparés et à plus forte raison réunis, *ils suffisent dans tous les cas à établir avec certitude l'existence d'Intoxie.*

58. Il n'en est pas de même de trois autres caractères qui nous restent à examiner; lesquels, quoiqu'on en ait dit, pour l'un d'entre eux, n'ont qu'une valeur

relative, et relative, l'un à la forme, les deux autres à une condition seulement particulière d'Intoxie.

Je veux parler de : *a.* Intermittence périodique ; *b.* Propagation ; *c.* Épidémicité.

a. Intermittence périodique.

59. Bien que d'une importance relative seulement, ce caractère n'est pas, tant s'en faut, dépourvu de signification, comme nous le dirons.

D'un autre côté, il ne faudrait pas non plus, se modelant sur certains errements, exagérer cette signification au point de rejeter nature intoxique toutes les fois qu'un tel caractère ne se rencontre pas.

Une telle manière serait fautive autant que dangereuse, à cause du risque qu'elle ferait courir de négliger, dans bien des cas, l'indication fondamentale. Ainsi que la pratique ne l'a appris que trop souvent.

60. Il faut qu'on sache, en effet, que, outre son excessive variabilité (nous dirons tout-à-l'heure pourquoi) ; et, par suite, l'impossibilité qu'il y a parfois de le constater nettement, ce caractère n'est, après tout, qu'une traduction incomplète ou *tronquée,* d'Intoxie.

61. Nous ne pouvons aborder, dans ce travail, l'examen des conditions secondaires qui, suivant nous, *créent,* de toutes pièces en la réglant dans une certaine mesure, la forme intermittente périodique et toutes les variétés typiques de cette forme.

Un tel examen, assez long d'ailleurs, ne saurait trouver place qu'à l'occasion des Espèces intoxiques en particulier.

En attendant, et à l'égard de la valeur relative du caractère intermittence périodique ; il va suffire d'établir clairement ce que nous venons d'avancer à son sujet, à savoir : que ledit caractère n'est qu'une traduction incomplète ou *tronquée*, d'Intoxie.

62. Commençons par poser en principe à savoir : que, au point de vue d'existence ou de fond, Intoxie n'est pas moins *continue* que Phlegmasie.

C'est là, à coup sûr, une notion acquise à tous les bons esprits. Mais notion purement implicite, personne, que nous sachions, ne l'ayant formulée d'une manière précise et encore moins, n'ayant déduit la conséquence qui en découle et bien propre à fixer la valeur, comme caractère, d'intermittence périodique.

Remarquons, au préalable, que dans l'admission où Phlegmasie et Intoxie sont respectivement, comme nous le prétendons, les phénomènes composition et décomposition organiques sur-augmentés. Composition et décomposition organiques étant par essence des phénomènes continus (négligeant ici les intermittences à périodes *insaisissables* qui leur appartiennent à l'une et à l'autre) ; on ne voit pas pourquoi tandis que Phlegmasie existe sans interruption à l'égal du phénomène fondamental d'où elle relève. Intoxie, elle, existerait intermittemment ?

Car, de deux choses l'une. Ou bien Intoxie n'est pas au fond décomposition organique suractivée.

Ou bien elle est cela, mais alors il faut renoncer à faire intermittence le caractère représentatif *complet* d'Intoxie. Et il ne faut voir dans ce phénomène qu'une manifestation très-significative, il est vrai, mais seulement partielle et partant incomplète.

63. Cette seconde alternative va devenir la seule vraie dès que nous allons avoir mis en relief, ce qui est facile, savoir : que Intoxie, au point de vue de continuité d'existence, ne diffère pas fondamentalement de Phlegmasie.

64. Etant donné une intoxication intermittente quelconque. On se ferait assurément une fausse idée de cette dernière en limitant son existence à manifestation appréciable par l'accès.

En croyant, par exemple, que l'accès passé, la maladie n'a plus cours, qu'elle a disparu absolument parlant pour le moment de l'organisme.

Rien ne serait moins exact, disons-nous, que semblable croyance que vient au surplus périodiquement démentir l'accès suivant. Et cela, tant que Intoxie existe.

Car, lorsque celle-ci a réellement pris fin ; c'est seulement alors que l'accès lui-même ne se montre plus.

65. La Doctrine véritable, à cet égard, celle large et conforme en même temps aux données pratiques est celle-ci, à savoir : qu'il faut en principe reconnaître à Intoxie une existence essentiellement continue.

Sauf que par suite de circonstances particulières à cette nature morbide et sans influence d'ailleurs sur le fond, son existence se scinde le plus souvent en deux manières d'être secondaires et corrélatives d'intoxication, savoir : *a*. une manière d'être se manifestant symptomatiquement à intervalles réglés ou *l'accès* périodique ; *b*. une manière d'être latente comme manifestation analogue, mais positivement présente comme lésions ou fond (57) et qui est l'apyrexie ou, mieux encore, *l'intermittence.*

Manières d'être, par conséquent, toutes deux intoxiques et différant du fond à la forme.

66. Si d'autres arguments à l'appui devenaient nécessaires, nous nous contenterions de rappeler que, lorsque dans la pratique on veut évaluer la durée d'une intoxication quelconque ayant eu cours, voir même la plus franchement intermittente, on compte depuis le premier accès jusqu'au dernier, réunissant par là les deux manières d'être intermittente (avec et sans manifestation proprement dite). Et sans s'inquiéter le moins du monde de les défalquer l'une de l'autre.

En faisant ainsi, on donne un démenti formel à l'opinion qui ne verrait d'Intoxie que pendant l'accès. Car, dans cette hypothèse, et pour être conséquent avec elle, il faudrait additionner inclusivement durée respective de chacun des accès. Ou bien encore, il faudrait dire que l'intoxication a existé à nouveau autant de fois que d'accès.

Si on n'agit pas ainsi, si on accepte au contraire pour durée totale d'intoxication l'ensemble des accès et des temps intercalaires ; c'est que, sans s'en rendre compte et instinctivement en quelque sorte, on répugne à séparer de vive force ce que Nature a réuni en un seul tout.

Consacrant ainsi de la manière la plus formelle quoique implicite la Doctrine de tout-à-l'heure, touchant le le principe *de continuité d'existence* à reconnaître à Intoxie.

67. Notons encore ceci, à savoir : que si Intoxie n'existait, à proprement parler, que pendant l'accès ; médication quinique mise en œuvre *pendant l'intermittence* (conformément à l'expérience qui a démontré que c'était là le meilleur mode d'administration), n'aurait aucune raison d'intervenir, puisque à ce moment là quinquina frapperait à vide ou dans l'eau ; pour nous servir d'une expression vulgaire.

Si pourtant alors quinquina guérit. C'est donc bien que positivement Intoxie existe pendant l'intermittence comme pendant l'état contraire.

68. D'où il suit, en particulier, qu'à propos de cessation d'accès, en pareil cas, il n'est pas exact de penser que c'est parce que quinquina l'a combattu en tant que prévenu *directement*.

Mais bien plustôt parce que Intoxie, dans son existence même (ici présente comme fond seulement ; 65) ; *a été détruite sur l'heure*.

De là, par contre-coup, cessation d'Intoxie dans son existence subséquente ou de forme.

69. En résumé ; et fort de tous ces considérants, il ressort donc, comme nous l'annoncions plus haut, que *continuité d'existence* est le propre d'Intoxie aussi bien que de Phlegmasie.

Ce qui, pour le dire en passant, nous justifie de les avoir réunies dans une seule et même grande famille, savoir : celle des *Organopathies par excès*.

Sauf à considérer, comme étant de constatation ultérieure et plus particulière, que tandis que Phlegmasie est continue à la fois de fond et de forme ; Intoxie *n'est continue que de fond et intermittente périodique quant à la forme.*

Subsidiairement, il ressort clairement de tout ceci, que comme caractère, intermittence périodique n'est qu'une traduction incomplète ou *tronquée*, d'Intoxie.

Puisqu'elle ne mesure que l'existence symptomatique de la maladie et laisse sans traduction proprement dite l'existence latente ou de fond (65).

Pour acquérir une valeur absolue, dans l'espèce, il faudrait qu'elle mesurât symptomatiquement l'existence morbide toute entière. C'est là, en effet, ce qui arrive quelquefois. Mais alors, dans ces cas précisément où existence symptomatique, par contre, devient continue, intermittence périodique a cessé d'exister. Et force est, pour le diagnostic, de recourir à l'un des caractères de fond, signalés (57).

De toute façon, on le voit, intermittence périodique ne saurait donc posséder qu'une valeur relative, et relative *de pure forme ;* comme nous l'avions annoncé dès le principe (58).

D'un autre côté, il est évident que, en tant que caractère d'ordre symptomatique, intermittence périodique est nécessairement dominée par *allure perturbatrice ;* un des caractères de fond d'Intoxie (57).

Ceci nous donne la clef de l'excessive variabilité d'intermittence périodique (60), laquelle, en effet, indépendamment de la grande variété de ses types va quelquefois jusqu'à disparaître (pseudo-continuité) ; et justifie, ainsi notre dire relatif à l'impossibilité parfois de constater nettement ce caractère et à la faute qu'on commettrait si, le cas échéant, on en inférait par cela seul au rejet de nature intoxique.

Enfin , avoir prouvé que Intermittence périodique n'a qu'une valeur relative comme caractère, ne veut pas dire, tant s'en faut, qu'elle soit sans signification.

Car il ne faut pas perdre de vue que c'est là un caractère de forme, *le plus constant de tous*. Le premier parconséquent, après ceux de fond, dans l'ordre hiérarchique. Et qu'à ce titre, on doit, *dans tous les cas où il se dessine nettement* ou bien dans ceux encore, où ne se dessinant pas tout de suite, *il n'y a aucun péril à l'attendre*, on doit, disons-nous, l'enregistrer comme un signe précieux et suffisant à l'appui.

b. **Propagation d'Intoxie**.

70. C'est là un autre caractère distinctif d'Intoxie ; mais caractère seulement *conditionnel*.

Ce caractère repose sur propriété dont se trouve douée nature intoxique de pouvoir dans certaines circonstances se propager par *Infection*.

Mode de propagation qu'il ne faut pas confondre avec un autre que nous étudierons plus loin, dit : *Contagion* ; et qui est le propre d'affections bien distinctes d'Intoxie.

71. Pour comprendre la raison de ce caractère d'Intoxie, il faut se reporter à ce que nous avons rappelé (6, *la note*) ; touchant le résultat d'exercice de décom-

position organique, à savoir : qu'un tel exercice, en-tr'autres produits qui en émanent directement, aboutit à un corps élémentaire, dit *Miasme*, dont le propre est de propager décomposition organique.

72. Cela étant, et une même espèce intoxique étant donnée. Soit la F. intermittente simple, par exemple.

Si nous imaginons cette espèce individuellement réunie en nombre un peu considérable pour un même lieu, il y aura bientôt dans ce lieu sur-accumulation de produits miasmatiques.

Et ceux-ci, en raison de leur nombre, venant à pré-dominer momentanément sur toute autre influence mor-bifique, actuelle, créeront de toutes pièces *un foyer miasmatique*.

Qu'on pourrait appeler : *Organopathique*; pour le dis-tinguer de foyers différents, bien qu'analogues comme pro-duction de miasmes. Les foyers *palustres*, *urbains*, etc.

73. Au sein d'un semblable foyer, placez un orga-nisme sain?

Ce dernier, plustôt ou plus tard, faiblement ou forte-ment, sera inévitablement atteint d'Intoxie. Et cela, par rapport, encore une fois, à faculté de propagation dont miasme est doué.

Ce n'est pas tout, cette propagation décomposante ne se fera pas dans un sens intoxique quelconque. Elle aura lieu au contraire dans un sens intoxique déterminé et conforme au foyer d'origine.

74. C'est ainsi que pour l'exemple choisi tout-à-l'heure, le foyer étant d'espèce intermittente simple ;

propagation manifestée sera intermittente simple ; *Item*, s'il se fut agi d'une espèce différente (*).

Car c'est une loi constante de propagation, dans l'espèce, c'est-à-dire de propagation par foyers *organopathiques* (72) ; que toutes choses égales d'ailleurs : « produit propagé est entièrement conforme à foyer « propagateur. »

Et c'est là, pour le dire en passant, ce qui distingue ces sortes de foyers, toujours *artificiels*, du reste ; de ceux *naturels* (palustres ; urbains, etc.) ; lesquels propagent décomposition organique suivant toutes manifestations intoxiques à la fois possibles.

75. Nous nous bornons, quant à présent, à ces quelques mots touchant Infection dont nous aurons à reparler bientôt pour la comparer différentiellement avec Contagion.

76. En attendant, notons que, de ce que nous venons de dire il résulte ceci, à savoir : que Intoxie n'est infectieuse, c'est-à-dire ne se propage dans son espèce (74), qu'à la condition *de faire nombre.*

D'où il suit, qu'envisagée individuellement, elle dépouille ce caractère et se range alors du côté de Phleg-

(*) Par l'exemple ci-desus, savoir : F. intermittente simple ; nous ne voulons que faire comprendre notre pensée sur ce que nous considérons d'essentiel dans le mécanisme et les conséquences qui ressortissent à infection. Mais il va sans dire que nous ne le donnons pas comme un exemple type de ce dernier caractère.

A cet égard, et quoique nous n'ayons que l'embarras du choix, nous nous abstenons à dessein de désigner directement aucune espèce morbide, à cause des distinctions importantes qu'il nous faudrait établir en même temps et des détails étendus que tout cela entraînerait.

masie, qui n'est transmissible à aucun titre et pour cause, ainsi que nous le dirons bientôt.

D'où il suit, enfin, que l'épithète : *conditionnel*, dont nous nous sommes servi plus haut, à l'endroit de propagation en matière d'Intoxie, est au moins théoriquement justifiée.

c. Épidémicité d'Intoxie.

77. Pour en terminer avec les caractère distinctifs et seulement relatifs, d'Intoxie, il nous faut signaler en tête des conditions étiologiques d'ordre atmosphérique, sous l'influence desquelles les affections du genre Intoxie apparaissent de prédilection : *l'humidité* de l'air ambiant, sévissant à l'état de prédominance sur toute autre condition de même ordre.

78. Hâtons-nous d'ajouter que cette condition est seulement secondaire en tant que non indissolublement liée à production d'Intoxie.

En effet, avec ou sans cette condition, il en est d'autres d'une importance *sine quâ non* dans l'espèce, et qui sont, savoir : du côté de l'organisme : *inaccoutumance ;* et en dehors de l'organisme : miasme dégagé en excès absolu ou relatif, ou enfin : *foyer miasmatique.*

Nous voulons seulement poser en principe, sauf à le prouver à loisir en temps opportun, que toutes choses égales d'ailleurs, du côté des deux conditions, *sine quâ non*, en particulier, si humidité atmosphérique vient à prédominer momentanément sur toute autre condition de même ordre, Intoxie, dans le même temps, éclate généralement et en plus grand nombre à la fois que tout le reste, c'est-à-dire *épidémiquement*.

La condition actuelle (humidité atmosphérique) est donc relative seulement à la manière d'être Épidémique d'Intoxie.

Caractère, comme on voit, purement conditionnel aussi, à l'instar de propagation (70).

D'où nous déduisons subsidiairement que, en l'absence de cette dernière condition, Intoxie apparaît avec l'un ou l'autre des deux caractères suivants, connus sous les désignations : *Sporadique et Endémique*.

Nous ne saurions, pour le moment, nous étendre plus longuement sur ce sujet et terminons là ce chapitre.

Ayant donné, à ce que nous croyons du moins, l'historique distinct et complet d'Intoxie, envisagée comme genre.

CHAPITRE III.

—

3e GENRE.

PHLEGMASI-TOXIE

—

Ex : *Catarrhe*, *Rhumatisme*, *F. éruptive*, etc.

79. Nous voici arrivé au groupe sériaire le plus intéressant et, sans contredit, le plus remarquable, tant
parce qu'il est véritablement moyen terme ou groupe
mixte proprement dit de la série ; que par ses caractères
sui generis hors ligne, qui en font, à proprement parler,
comme une autre pathologie en pathologie.

80. Nous venons de voir les deux groupes sériaires
qui précèdent, résulter chacun en particulier de circonstances ou causes capables de sur-augmenter au principal
composition ou décomposition organiques ; d'où apparition de deux genres morbides distincts et d'existence
uni-conditionnelle en même temps que parallèle, savoir :

Phlegmasie et *Intoxie* (Voir : *ces genres et Prélimi-naires*).

81. Imaginons maintenant que les mêmes causes d'augmentation au lieu d'agir isolément, viennent à *unir leur influence* de manière à sur-augmenter simultanément et à intensité égale, composition et décomposition organiques (Voir : *Préliminaires*, 25 *et sq.*)

82. La première conséquence de ceci est que Phlegmasie et Intoxie naîtront encore ; mais Phlegmasie et Intoxie *apparaissant ensemble* et sans primitivité possible, l'une sur l'autre ; de plus, intimement liées et ne faisant qu'un seul tout ou enfin *combinées*. En conformité naturelle de leurs causes d'augmentation ou génératrices, principales.

83. Nous trouvons donc ici une première et importante application de la loi posée (Préliminaires, 22, *la note*), et qui s'exprime ainsi : « Au sein de l'organisme, toutes « les fois que deux ou un plus grand nombre d'affec- « tions naissent *simultanément ;* si elles ont affinité « l'une pour l'autre *elles se combinent.* »

84. Dans le cas particulier de Phlegmasie et d'Intoxie, le fait de leur affinité réciproque ne saurait être douteux un instant. Il suffit, pour s'en convaincre, de se reporter à ce que nous avons exposé en commençant, touchant union intime ou *solidarité nécessaire* entre composition et décomposition organiques pendant et pour l'état organophysiologique (*ibidem* 7 *et sq.*)

Or, du moment qu'il est avéré que Phlegmasie et Intoxie ne sont toujours que ces deux mêmes conditions sur-augmentées ou, à proprement parler, *mor-bifiées* à ce point de vue; *(loc. cit. et passim)*; il ne répugne nullement, il est même logique d'admettre que leur solidarité d'état physiologique persiste encore à l'état pathologique, à cela près qu'elle change de nature comme de résultat, qu'elle devient, en un mot, *de l'affinité morbide*.

Voilà pour la possibilité du fait de combinaison entre Phlegmasie et Intoxie naissant ensemble. Ce n'est pas tout.

85. Pour le genre qui nous occupe, nous avons admis, en outre, que les causes capables de sur-augmenter simultanément composition et décomposition organiques, agissaient à intensité égale *(loc. cit.)*

86. De là cette autre conséquence à savoir : que dans ledit genre, Phlegmasie et Intoxie n'y sont pas seulement combinées au hasard, mais s'y trouvent suivant des proportions définies et égales de part et d'autre; qu'elles y sont enfin tout à la fois combinées et *équilibrées*.

Nous reviendrons bientôt sur les conséquences plus particulièrement en rapport avec cette dernière circonstance.

87. A priori, il est évident qu'un tout morbide, semblable, devra se trouver pourvu de deux ordres de caractères, savoir :

a. Caractères communs, pouvant encore être dits, caractères de *genre* ou de *fond*.

Ce sont ceux qu'il partagera par égales portions avec Phlegmasie et Intoxie.

b. Caractères propres, dits encore : *spéciaux* ou de *forme*.

Ces derniers n'appartiendront qu'à lui.

a. **Caractères communs de Phlegmasi-toxie**.

88. Remarquons d'abord que, dire que Phlegmasi-toxie doit retenir en proportions égales de Phlegmasie et d'Intoxie, revient à exprimer qu'elle doit partager par égalité de nature respective des deux éléments ; qu'elle doit comporter, en d'autres termes, et à toutes ses manières d'être de causes, lésions, symptômes, etc. ; une nature *exactement mixte* entre celle des éléments.

Sans préjudice, bien entendu, des caractères propres ou spéciaux qui lui incombent (87) et qui viennent se sur-ajouter à tout cela, à titre de physionomie et couronnement *sui generis*, comme nous le verrons.

89. Cette première induction logique, justifie la dénomination *Phlegmasi-toxie* imposée au produit de la combinaison dont il s'agit. En même temps qu'elle confirme ce dernier dans la place que nous lui donnons au centre précis de la série. Elle consacre enfin l'épithète à lui imposée de composé *mixte* et, de plus, mixte-*stable*, comme nous le verrons.

On sait que Hunter a dit : « Deux actions ne sauraient s'exercer « à la fois sur le même organisme ou sur la même partie de ce « dernier. »

Cette assertion qui a rang d'axiome, car, à nos yeux, elle est l'équivalent de cette autre, savoir : « que deux corps ne sauraient « occuper à la fois le même espace. » Cette assertion, disons-nous, semblerait rendre impossible en principe l'admission ci-dessus, touchant exercice simultané de Phlegmasie et Intoxie au sein de l'organisme.

Une telle impossibilité n'est qu'apparente.

Pour s'en convaincre, il suffit de raisonner et de dire : si deux actions (ici Phlegmasie et Intoxie) ne peuvent s'exercer à la fois au sein de l'organisme, sous entendu : en conservant intégrité de leurs caractères ou autrement dire, en restant elles-mêmes. Ces deux actions, en abandonnant, au profit de leur exercice commun, partie de leurs attributions, peuvent au contraire parfaitement exercer ensemble, seulement, exercice simultané devient alors : association véritable, c'est-à-dire association par *combinaison*.

Laquelle a, par conséquent, pour conditions préalables ou de possibilité, ainsi que nous l'avons dit en commençant ; naissance simultanée et affinité réciproque.

Pour conditions réalisatrices ou de combinaison proprement dite, contribution réciproque par abandon partiel et au profit de l'exercice commun des attributs et natures respectives.

Et enfin, pour résultat nécessaire, un produit de caractères tout à la fois mixtes et spéciaux.

Ainsi que nous allons le vérifier à l'occasion de Phlegmasi-toxie.

90. Reste à vérifier si les faits, à leur tour, donnent raison à l'induction qui précède. C'est là le but de la description qui va suivre. Description faite d'après nature et où le caractère en question (nature mixte), exposé au double point de vue de la théorie et des faits, ne saurait être douteux un instant. Quoique tracé au pas de course, pour ainsi dire, comme cela nous était d'ailleurs imposé par la teneur de ce travail avant tout sommaire.

91. En tête des caractères mixtes dévolus aux affec-

tions du groupe qui nous occupe, mentionnons, pour commencer : altérations générales ou des liquides et des solides, se traduisant *à la fois*, partie par les lésions *quantitatives* propres à Phlegmasie (sur-augmentation de richesse sanguine, couenne, etc.), et partie par les lésions *qualitatives* (dites ici : empoisonnement du sang), caractéristiques d'Intoxie (43 et 51).

92. En ce qui touche les caractères symptomatiques proprement dits, ces derniers ne sauraient être précisés ici. Ils le seront seulement tout à l'heure lorsque nous nous occuperons de la condition de *siége*. Nous verrons de plus, à ce propos, qu'à l'inverse des genres précédents, le siége est ici d'une importance capitale, à ce point, qu'en raison du siége, l'expression fonctiopathique peut varier, comme elle varie, en effet, du tout au tout et du blanc au noir. Qu'y a-t-il de plus différent à l'aspect qu'une variole et un rhumatisme articulaire, par exemple ?

Il est pourtant certain, pour nous, qu'une telle différence est toute de siége, et n'emprunte rien à la nature du fond. C'est là une certitude qui, après ce qui nous reste à exposer, sera, nons l'espérons, celle de tout le monde.

93. En matière de caractères symptomatiques, tout ce qu'on peut établir en thèse générale, c'est que : étant donnée une espèce phlegmasi-toxique, et quel que soit son siége, il est toujours possible, à l'aide d'un examen attentif, de décomposer l'expression fonctiopathique en deux parts égales, dont l'une rappelle Phlegmasie, et l'autre, Intoxie pure.

94. Quant à la marche, elle sera, ou continue sans interruption, ou bien intermittente non périodique, et cela pour les divers cas d'une même espèce. On trouvera (toujours pour les divers cas d'une même espèce) à côté de cas à périodes de début, d'état et de déclin parfaitement distinctes et régulières (forme normale), d'autres cas où lesdites périodes seront complètement indistinctes ou absentes (forme anormale) ; ou d'autres enfin où la période de déclin, en particulier, s'immobilisera dans des oscillations en plus ou en moins sans cesse renouvelées.

95. Ajoutons qu'à côté de cas à terminaison marquée au cachet de la bénignité mathématiquement calculable de Phlegmasie franche (forme bénigne); on rencontrera des cas empreints de la malignité la plus insidieusement perfide d'intoxication pernicieuse proprement dite (forme maligne) ; tout comme il pourra y en avoir dont la terminaison ni heureuse, ni malheureuse sera mixte entre les deux (forme chronique).

En résumé : *a.* Lésions parti-quantitatives et parti-qualitatives générales ou des liquides et des solides ; *b.* Allure symptomatique retenant à la fois et pour une part égale (type, marche et terminaison) de Phlegmasie et d'Intoxie ; *c.* Enfin médication que nous n'avons pas précisée, mais qui, conformément à ce qui précède, paraît devoir être comme fond intermédiaire aussi entre les médications de Phlegmasie et d'Intoxie, c'est-à-dire intermédiaire entre les moyens anti-composants et ceux anti-décomposants (46-55).

Voilà pour les caractères communs, qui sont en même temps, nous l'avons dit, ceux de genre ou de fond de Phlegmasi-toxie.

96. Chose bien digne d'être notée. Tandis que dans les deux genres qui ont précédé, l'affection (en tant que genre) s'est trouvée constituée au principal du moment que le fond nous est apparu distinctement comme caractère. Ici, le fond nous est connu; nous pouvons même affirmer, par ce qui précède, qu'il existe en théorie comme en pratique, et cependant l'affection que cela concerne nous échappe encore. Car il est évident que nous ne saurions dire, dès à présent, en quel point de l'organisme on doit la chercher; que nous ignorons complètement, en un mot, s'il s'agit d'une affection générale ou d'une affection locale, d'une affection de tel ou tel système ou de tout le système; etc. En d'autres termes, nous avons le fond morbide, mais en tant que notion principale de siége, *la forme nous manque.*

Cette première rémarque nous amène donc à penser, ce que la suite va d'ailleurs pleinement confirmer, à savoir : que dans le genre Phlegmasi-toxie, les caractères de fond ne sauraient comme précédemment posséder la prééminence. Loin de là, nous verrons qu'ils ne sont, à eux seuls, que la moitié du phénomène morbide, et la moitié la moins intéressante. Car, s'appliquant à tout (dans le genre Phlegmasi-toxie) ils ne signifient rien, tant que la condition du siége n'est pas venue *les déterminer* en leur donnant forme. Ce qui veut dire, qu'à leur tour, les caractères du fond sont ici seulement *relatifs.*

Nous voici donc amené par la force même des choses,
c'est-à-dire pour arriver à compléter les caractères distinctifs du genre actuel, nous voici amené, disons-nous,
à nous occuper *du siége* de Phlegmasi-toxie. Si bien que
cette condition (le siége) que nous avons pu négliger à
propos des genres précédents sans que cette omission
ait entraîné l'oubli, à leur égard, de rien *d'essentiel*,
acquiert en ce moment une importance tellement grande
que nous en passer équivaudrait à renoncer à la réalisation de l'objet lui-même.

L'étude de cette seconde face de Phlegmasi-toxie est
celle à laquelle nous avons fait allusion plus haut sous
le titre de caractères *spéciaux* de ce genre (87).

97. Auparavant que d'aborder cette seconde étude,
nons allons vider la question d'un autre caractère commun et aussi seulement relatif pour Phlegmasi-toxie,
je veux parler de sa manière d'être ou caractère
épidémique.

Épidémicité de Phlegmasi-toxie.

Notons, à priori, qu'un tel caractère ne pouvait manquer d'échoir en partage à Phlegmasi-toxie, sachant,
d'autre part, que les deux éléments qui servent à former
ce genre et dont il doit représenter les caractères exactement mitigés (88), possèdent l'un comme l'autre le
caractère épidémique (Voir *Phlegmasie* et *Intoxie*).

Persévérant dans la voie à priori, on peut aller plus
loin à cet égard; car, du moment que Phlegmasi-
toxie résulte de combinaison entre les éléments Phlegmasie et Intoxie et qu'il participe en proportions égales,

ainsi que nous venons de le constater, du cortége respectif de l'un et de l'autre élément morbide. Il appert que, en ce qui touche son caractère épidémique présumé, Phlegmasie-toxie doit relever au préalable de l'intervention simultanée et en proportions correspondantes des deux conditions atmosphériques respectivement *épidémogènes* pour Phlegmasie et Intoxie.

Le chose est d'ailleurs facile à vérifier. Quelles sont ces conditions?

Ce sont, pour Phlegmasie, les ***maxima de chaleur ou de froid secs*** (48),

Pour Intoxie, ce sont les ***maxima d'humidité*** (77).

Cela étant, imaginons la réunion *spontanée* et exactement mitigée de chacune des deux premières conditions avec la troisième, à savoir : réunion de la chaleur et de l'humidité, ou bien du froid et de l'humidité.

Nous aurons de cette façon les deux constitutions suivantes : *le chaud-humide* et *le froid-humide*.

Or, remarquons tout de suite que ce sont bien là, en réalité, deux constitutions également *mixtes* par rapport aux conditions atmosphériques ci-dessus. Et si nous recherchons à quoi elles répondent en pratique, nous trouvons aussitôt pour réponse les constitutions d'été et d'hiver, celle d'hiver, surtout, dites Catarrhale et Grippale.

Est-il nécessaire d'ajouter, puisque au surplus leur nom l'indique de reste, que c'est bien, en effet, pendant le règne desdites constitutions que se généralisent les espèces du genre qui nous occupe, savoir : ***Catarrhe, Rhumatisme, F. éruptive***, etc. (Voir ***tableau II***).

Que c'est alors, en particulier, qu'elles apparaissent *spontanément* et en plus grand nombre que tout le reste, c'est-à-dire avec le caractère *Epidémique*.

D'où il suit que toutes choses égales, d'ailleurs, on ne peut s'empêcher d'accorder auxdites constitutions, par rapport à ces espèces apparaissant de la sorte, un véritable pouvoir *créateur* dans le sens du moins de réalisation. Pouvoir, d'ailleurs, implicitement reconnu de tout temps, ainsi qu'en témoigne l'expression consacrée : *Génie morbide constitutionnel*.

98. S'il nous était loisible d'entrer dans de plus longs développements, ce serait ici le cas de rapprocher des données qui précèdent le résultat des recherches modernes touchant l'existence de ce singulier corps atmosphérique dit Ozone.

On sait que ce corps est surtout abondant dans l'atmosphère pendant les épidémies catarrhales et grippales un peu prononcées, et qu'on a cru pouvoir lui attribuer, non sans quelque raison, une principale part d'action dans la production morbide pendant lesdites épidémies.

Nous nous contenterons de faire remarquer, à ce propos, que du moment qu'il sera admis avec nous que les constitutions catarrhales et grippales sont la résultante de *combinaison intime* entre les conditions atmosphériques : chaud et humide, et froid et humide (99). Il n'y aura rien que de conséquent d'admettre aussi qu'une telle combinaison puisse engendrer un produit atmosphérique mixte en même temps que spécial, créé ainsi extemporairement de toutes pièces.

Et s'il était reconnu qu'un tel produit n'est autre que le corps découvert sous le nom *Ozone*. Outre que la genèse naturelle de ce corps serait ainsi dévoilée, on s'expliquerait alors surtout pourquoi il est si abondant pendant les constitutions précitées, ainsi que son rôle probable de condition productrice de divers états morbides, mixtes et spéciaux, comme lui, quant à leur nature respective, tels que Catarrhe et Rhumatisme, entre autres.

Pour en revenir aux constitutions catarrhale et grippale, est-il nécessaire d'ajouter que ce ne sont là, dans tous les cas, pour production des espèces phlegmasi-toxiques (Catarrhe, Rhumatisme, F. éruptive, etc.) que des conditions secondaires en ce sens que strictement limitées comme rôle, à la manière d'être *épidémique* dite encore spontanée, desdites espèces, et rien de plus.

D'où il suit que, en l'absence de ces conditions, si Phlegmasi-toxie apparaît, comme de fait, il ne saurait s'agir alors que d'une apparition isolée ou *sporadique*.

b. **Caractères spéciaux de Phlegmasi-toxie**.

99. Par les caractères précédents, Phlegmasi-toxie se rattache, ainsi que nous venons de le voir, aux genres Phlegmasie et Intoxie.

Par les caractères que nous allons examiner, elle s'en sépare au contraire. Et elle s'en sépare même de telle sorte que les individus de ce genre sont espèces dans l'acception rigoureuse du *fiat*, ou devenu espèce ; d'où on a fait Spécifique. Expression qui, prise dans cette acception, implique que lesdits individus jouissent d'une vie propre et indépendante, entraînant faculté de *se reproduire* (chacun dans son espèce). Qu'ils fondent ainsi, en réalité, comme nous l'avons déjà dit, une autre pathologie en pathologie.

Ces seconds caractères sont relatifs aux trois chefs principaux suivants : *a. Siége; b. Reproductivité; c. Traitement.*

Phlegmasi-toxie, disons-nous, fonde (par les espèces qui la concernent) comme une autre pathologie en pathologie.

On peut aller beaucoup plus loin encore dans cet ordre d'idées. Car, résumant ce que nous avons exposé déjà et ce qui nous reste à exposer touchant ce genre, il est facile de démontrer en quelques mots que « Phlegmasi-toxie *fonde un organisme* (morbide) *dans l'organisme.* »

Je m'explique : les conditions organogéniques fondamentales physiologiques sont : composition et décomposition organiques.

Ce sont aussi celles de Phlegmasi-toxie, sauf qu'elles ont changé de nature et de nom, et qu'elles sont devenues *Phlegmasie* et *Intoxie.*

Composition et décomposition organiques ne satisfont au *statu quo organique*, préétabli, qu'à la double obligation de se faire équilibre.

Phlegmasie et Intoxie, *à l'origine des temps, se sont équilibrées aussi en vue d'un statu quo organique, nouveau, et inclus dans le premier* ou Phlegmasi-toxie actuelle.

Tant que composition et décomposition organiques demeurent limitées aux seuls actes réciproques qui les constituent ce qu'elles sont, on ne peut se les représenter autrement qu'à l'état d'une molécule organique, abstraite et sans forme ni caractères sui generis. Celle-ci n'apparaît comme fait qu'à partir de son groupement en tissus, puis de ceux-ci en *systèmes* corrélatifs eux-mêmes aux organes, appareils, etc.; c'est seulement alors que *la forme* organique apparaît avec ses caractères sui generis.

Nous avons vu plus haut qu'il en est exactement de même pour Phlegmasi-toxie, limitée à ses caractères de fond. Et nous allons voir tout-à-l'heure que ce sont précisément aussi *les systèmes organiques* qui servent de siége exclusif et de conditions formatrices à ce genre morbide, en tant qu'espèce.

Mais les systèmes organiques par l'intermédiaire du produit des organes et appareils qu'ils desservent, jouissent des deux propriétés savoir : de *se nourrir* et de *se reproduire* identiquement.

Il en sera de même du produit des espèces phlegmasi-toxiques; toutes réserves faites sur les procédés y relatifs; ce qui ne change rien au fond des propriétés.

Enfin la prédominance de tel ou tel système organique et appareil y annexé, fonde en organisme physiologique *les tempéraments*, dits sanguin, bilieux, musculaire, nerveux, lymphatique, etc.

Le siége exclusif, c'est-à-dire passé à l'état d'habitude pathologique, si l'on peut ainsi dire, de Phlegmasi-toxie sur l'un ou l'autre des systèmes cutané, muqueux, fibro-séreux, nerveux, etc. et dans ces systèmes, sur tel élément anatomique plutôt que sur tel autre, fonde pareillement, comme nous le dirons, *les tempéraments* dits morbides; ceux-ci de forme spéciale et variée, suivant le système, à savoir: exanthématique, catarrhal, rhumatismal, névrosique, etc.; et de nature différente, eu égard à la diversité possible de l'élément malade pour un même système organique.

Et si l'on ajoute, ce que nous démontrerons, que de telles dispositions générales organopathologiques sont de toute nécessité transmissibles au même titre que les tempéraments proprement dits; cela complète l'assimilation des uns aux autres; cela conduit en particulier à définir *le Tempérament morbide :*

« Dispositions générales à un état organopathologique de

« tout ou partie d'un système, se perpétuant par nutrition et
« génération. »

Nous avions donc raison de dire en commençant que Phlegmasi-toxie fonde un organisme (morbide) dans l'organisme;
qu'il est, en d'autres termes, un organisme *intra-organique.*

a. Siége de Phlegmasi-toxie.

100. Nous avons vu que les genres Phlegmasie et
Intoxie étaient indifféremment et suivant les cas, affections tout-à-fait générales (*totius substantiœ*), ou exclusivement locales (Voir, *ces genres*).

Partant de là et à cause même que sous le rapport du
siége Phlegmasie et Intoxie sont ce que nous venons
de dire, il appert que produit actuel de leur association
pour satisfaire à la nature obligatoire qui lui est imposée
(nature mixte, 88), ne peut consister, pour tous les cas
normaux, qu'en une affection à la fois générale et locale,
en partie.

101. Notez qué nous venons de dire : pour tous les
cas *normaux.*

C'est qu'en effet, il pourra se présenter ici plus ou
moins fréquemment des cas faisant exception à la règle,
et qui, par conséquent, en tant que siége, seront
anomaux.

Il est à peine nécessaire de faire remarquer que ces
derniers cas ne sauraient infirmer la légitimité de la
règle posée, qu'ils ne servent qu'à fortifier au contraire;
puisque, ici comme ailleurs, c'est précisément la con-
naissance des cas qui se conforment à la règle, qui
mène à connaître ceux qui s'en écartent.

102. De quelle manière, demandera-t-on, Phlegmasi-toxie réalise-t-elle anatomiquement la spécialité de siége formulée dans la règle en question ?

Elle la réalise d'une manière très-simple, et cela en siégeant, comme nous allons le voir, sur l'une ou l'autre des dépendances anatomiques dites : *systèmes organiques.*

103. Considérons d'abord que les systèmes organiques (et par ces mots, nous englobons ce qu'on est convenu d'appeler : système cutané ; système fibreux, articulaire et musculaire ; système muqueux, pulmonaire ét digestif ; système séreux, nerveux, etc.) ; considérons, disons-nous, que les systèmes organiques sont des dépendances générales au point de vue de l'ensemble fonctionnel particulier qu'elles desservent (fonctions respiratoires ; digestives, locomotrices, etc.), et en même temps locales par rapport au reste de l'organisme.

De telles dépendances, ainsi par le fait, à la fois générales et locales, étaient donc parfaitement appropriées à la spécialité du siége de Phlegmasi-toxie.

104. Aussi, est-ce sur elles que ce dernier genre morbide siége exclusivement. Et à supposer qu'on voulût caractériser d'un mot un tel siége anatomo-pathologique, on pourrait dire : « Le siége de Phlegmasi-toxie ou plus « explicitement des affections appartenant à ce genre « morbide, est à proprement parler : *Une généralisation* « *localisée.* »

105. Insistons pour la plus parfaite intelligence de ce caractère.

Nous avons dit tout à l'heure que pour satisfaire à sa

nature obligatoire (mixte, 88 ;); Phlegmasi-toxie devait
être à la fois générale et locale, *en partie* (100). Or,
par l’expression présente : généralisation localisée ; on
comprend bien comment Phlegmasi-toxie est parti-géné-
rale (eu égard à sa généralisation sur un système quelconque). Mais on ne comprend pas comment elle est en
même temps ; parti-locale.

C’est, dirons-nous, qu’à l’expression : généralisation
localisée sur un système, il faut ajouter ce qui, au double
point de vue de la·logique et de la loi de conservation
organique s’y trouve implicitement contenu, savoir :
« et d’allure essentiellement *erratique*. »

106. Ce dernier caractère, disons-nous, résulte implicitement, au double point de vue de la logique et de
la loi de conservation, de l’expression : généralisation
localisée sur un système.

Remarquons, en effet, que Phlegmasi-toxie, bien que
susceptible par le caractère ci-dessus de se trouver généralisée (en puissance) à tout un système organique
ne pourrait cependant s’y manifester de même, c’est-à-
dire se manifester sur *tout le système à la fois* et
sous-entendu, à un degré intense ; sans que ce système
ne fût dans le même temps annihilé et comme soustrait
à l’organisme. Car cela équivaudrait, pour ce dernier,
et les faits, d’ailleurs, l’apprennent surabondamment,
à une cause de mort inévitable.

D’un autre côté, Phlegmasi-toxie ne pourrait non plus
se manifester *inamoviblement sur le même point* du
système. Puisque dans cet autre cas, outre qu’à inten-

sité égale le danger, pour être circonscrit à un point unique, ne serait pas moins grand ; Phlegmasi-toxie, sous ce rapport, du moins, se trouverait identique avec Phlegmasie et Intoxie, lesquelles, comme nous le savons, jouissent l'une et l'autre du privilége d'être locales proprement dites en tant que sédentaires, c'est-à-dire de débuter, parcourir leurs phases et disparaître *in situ* (Voir *ces genres*).

Ne pouvant, sous ce rapport, pas plus que sous les autres, être identique avec les éléments morbides qui précèdent ; mais être seulement partiellement identique, c'est-à-dire mixte (*loc. cit.*). Et ne pouvant pas davantage, sans danger tout au moins, nous venons de l'exprimer, se manifester à la fois sur tout un système ; il fallait donc que Phlegmasi-toxie obtînt en privilége particulier et spécial de pouvoir, comme manifestation, *changer de place d'un point du système localisateur à l'autre.*

Car de cette seule façon, Phlegmasi-toxie devenait manifestation locale tout à la fois à la manière de Phlegmasie et d'Intoxie, et à sa manière à elle propre. Ajoutons ; et avec *le moins de péril que possible* pour l'organisme. En se conformant ainsi du même coup à sa nature obligatoire (mixte) et à la loi de conservation.

107. En résumé, dans l'expression ci-dessus, caractéristique du siége spécial de Phlegmasi-toxie, savoir : généralisation localisée sur un système ; il faut désormais intercaler les mots : « et erratique. »

Ce qui signifie que une fois réalisée aux dépens de

système cutané, par exemple ; Phlegmasi-toxie, en tant que généralisation comprendra bien du premier coup la totalité en étendue de ce système. Mais en tant que la localisation (qu'il faut rendre ici synonyme de *manifestation*), elle débutera d'abord par un point, la face, je suppose ; puis elle abandonnera cette région pour gagner le cou, le tronc ; puis enfin de la même façon les membres.

S'il s'agit de système muqueux-pulmonaire, on la verra se localiser d'abord aux régions nasales, par exemple ; puis, de là, se propager au larynx, à la trachée, aux bronches et subdivisions bronchiques, etc. Item, pour muqueuse-digestive ; ou bien pour les systèmes fibro-séreux articulaire et musculaire, ou splanchnique ; les systèmes vasculaire, nerveux, etc.

Par là même que le caractère ci-dessus, savoir : *généralisation localisée et erratique sur un système*, répond précisément, comme nous venons de le voir, à la nature obligatoire (mixte) de Phlegmasi-toxie ; le dit caractère ne doit s'entendre, ainsi que nous l'avons déjà fait pressentir plus haut, que du siége *normal* des affections de ce genre morbide.

Mais à côté de cela, la pratique montre des cas, heureusement rares, dans lesquels Phlegmasi-toxie, par son siége, s'écarte de la règle et revêt l'une ou l'autre allure signalée ci-dessus, comme dangereuses, et qu'il convient par conséquent de nommer : *anomales*. Sachant d'autre part, expérimentalement parlant, qu'une bonne partie de ces dernières, quoique anomales, à ce point de vue, ne sont pourtant pas pour cela absolument dangereuses, si leur intensité est relativement faible.

Pour ne parler que des cas anomaux et dangereux, ceux-ci

se rangent aisément sous les deux variantes suivantes, déjà signalées ci-dessus, savoir : *a.* généralisation localisée sur *tout un système à la fois* ; *b.* généralisation localisée et fixe sur *un seul et même point* du système. Ces deux anomalies de siége dans l'espèce, ne sont pas moins dangereuses l'une que l'autre. Précisons les rapidement.

a. Quant à la première et au danger qui s'y rattache, elle a été signalée depuis longtemps à propos des F. éruptives en particulier. On sait, pour ne citer que la Variole, combien est imminente la terminaison fatale dans toute variole où l'éruption (confluente) s'opère sur *toute la surface cutanée à la fois.*

Le danger est le même lorsque Phlegmasi-toxie occupe semblablement tout autre système qu'il soustrait ainsi de la sorte d'un seul coup. Supposons que ce soit le système muqueux pulmonaire ?

Dans cet autre exemple, généralisation localisée à la fois sur le système entier muqueux-bronchique nous donnera l'espèce dite : *Bronchite capillaire généralisée.* Qu'on fait suivre , non sans raison, de l'épithète : *suffocante.*

Et ainsi de même pour les autres systèmes.

b. Pour ce qui est de la seconde allure, savoir : généralisation localisée et *fixe* sur un seul et même point du système. Cette autre anomalie, avons-nous dit, n'est pas moins dangereuse. Il nous suffira de citer à l'appui : *les perforations ; le ramollissement gélatiniforme* de toutes les tuniques d'un même point muqueux, etc. Lésions qui n'ont évidemment acquis un degré aussi avancé que parce que par exception (exception passée pour le moment au rang de condition *principale*, et, par conséquent, sans qu'il soit nécessaire d'accuser ici une *nature* morbide , différente de ci-dessus) ; que parce que, par exception, disons-nous, le processus phlegmasi-toxique au lieu de s'épuiser erratiquement un peu partout s'est consumé sur place en passant successivement d'une tunique à l'autre.

S'il est vrai que ces dernières lésions soient aujourd'hui suffisamment connues comme pratique, grâces aux travaux modernes, il faut convenir qu'elles restent fort ignorées comme nature pathogénique et filiation avec le reste. Nous appuyant sur ce qui précède, nous essayerons peut-être un jour de contribuer dans la mesure de nos forces à éclairer ce point qui relève, comme on voit, de notre Doctrine.

108. La question du siége de Phlegmasi-toxie étant ainsi résolue par la caractéristique précédente savoir : généralisation localisée et erratique sur un système ; pour procéder maintenant à l'application vérificative de ce caractère, il nous faudrait aller à la recherche des systèmes organiques eux-mêmes ; puisqu'il appert que conformément à une telle spécialité de siége « il doit y « avoir rigoureusement, tant de réalisées que de réali- « sables, autant de généralisations, localisées distinctes, « et par suite, autant d'affections spéciales, du genre « qui nous occupe, que de systèmes organiques dis- « tincts anatomiquement et fonctionnellement. »

Mais, outre que les systèmes organiques ne sont pas actuellement parfaitement déterminés comme nombre invariable ; et qu'une semblable détermination nous entraînerait à des détails longs et hors de propos ; nous croyons devoir, pour le moment, nous en tenir aux trois systèmes ci-après, à l'égard desquels on ne saurait élever aucune incertitude, et qui ont nom : système *muqueux* (respiratoire et digestif); système *fibro-séreux* et système *cutané*.

109. Cela posé, je dis que la caractéristique qui précède,

savoir : généralisation localisée et erratique, étudiée tour
à tour en fonction de l'un des trois systèmes qui précèdent,
aboutit successivement à trois formes phlegmasi-toxiques,
spéciales, et connues de tout temps dans la pratique où
elles sont désignées par les termes consacrés : CATARRHE
(pulmonaire ou digestif); RHUMATISME et F. ÉRUPTIVE.

C'est donc seulement à l'égard de ces trois formes
phlegmasi-toxiques, spéciales ou types du genre (et que
nous avons inscrites comme telles au tableau II, VOIR
ce tableau), que la vérification suivante est instituée.
Vérification qui aura pour résultat de faire voir en même
temps que si ces trois types sont les plus vulgaires et
aussi les plus différents entre eux comme physionomie,
cette différence, quelque prononcée qu'elle soit en apparence et en réalité, ne saurait empêcher de les rapprocher les uns des autres, en un mot, de les réunir dans
un seul groupe, celui des Phlegmasi-toxies actuelles ou
proprement dites.

110. Enregistrons, pour commencer, ce qui ressort
au simple énoncé ; 1° que ces trois types spéciaux
possèdent, chacun en particulier, tous les caractères de
fond signalés précédemment, à savoir : lésions générales
parti-quantitatives et parti-qualitatives; allure retenant
pour une part égale de Phlegmasie et Intoxie; enfin,
traitement tenant le milieu comme fond (et nous y
reviendrons) entre celui de ces deux derniers genres ;
2° que dans chacun de ces types, *la détermination
morbide*, comme on l'appelle justement, est bien telle
(cas anomaux mis à part) que l'exprime notre carac-

téristique générale ci-dessus, savoir : généralisation localisée et erratique sur un système.

Au point de vue de ce dernier caractère, il y a seulement à tenir compte de cette circonstance toute naturelle, à savoir : que dans chaque type, généralisation localisée, etc., diffère en proportion de la différence anatomique et fonctionnelle du système déterminateur. De là, à l'expression particulière, des dissemblances qui, pour être grandes, c'est-à-dire pour varier de la physionomie Catarrhe, à la physionomie Rhumatisme ou bien encore à la physionomie F. éruptive, etc., n'emportent pas nécessairement la nature du fond et sont, en définitive, relatives seulement à la forme morbide; plus aux conséquences qui en découlent directement, ainsi que nous le dirons bientôt. Et d'où il suit, encore une fois, que conformément à ce qui a été exposé précédemment, la forme, ici, est tout, et le fond, isolé de la forme, rien.

Mais indépendamment de cette communauté de caractères de fond ; indépendamment de cette communauté de caractéristique générale en ce qui touche le siége de la détermination morbide ; d'autres analogies puissantes et que, jusqu'à ce jour, on n'a pas assez remarquées, relient ces types entre eux, d'abord, et autorisent à les ranger dans un seul groupe.

Ces analogies sont celles qui nous restent à étudier, concernant : *Reproductivité* et *Traitement* en Phlegmasi-toxie.

b. **Reproductivité en phlegmasi-toxie.**

111. On comprend que reproductivité dont il va s'agir ici concerne *les produits* phlegmasi-toxiques.

A cet égard, nous rappellerons que reproductivité en ce qui concerne produit de toute *organisation régulière,* sous-entend deux modes très-généraux de reproduction, également présents dans le produit, savoir: *a.* reproduction dans l'espace, dite encore génération continue ou *nutrition; b.* reproduction dans le temps ou *génération* proprement dite.

112. Nous avons à démontrer que ces deux modes de reproduction appartiennent de droit aux produits phlegmasi-toxiques.

Et nous montrerons subsidiairement qu'ils font défaut aux produits phlegmasiques.

113. Il va, ce nous semble, être acquis à la démonstration qu'aux produits phlegmasi-toxiques appartiennent de droit les deux modes de reproduction qui précèdent, si nous parvenons à mettre en évidence que lesdits produits, en tant que provenance de l'état morbide, dit par nous Phlegmasi-toxie, réunissent *les conditions principales* d'un produit organisé régulièrement.

114. Posée de cette façon, la question revient à celle-ci : Qu'est-ce donc que Phlegmasi-toxie ?

Notre réponse est formulée depuis longtemps. C'est dirons - nous, la combinaison *équilibrée* des conditions Phlegmasie et Intoxie (**79** *et sq.*), lesquelles ne sont elles-mêmes (suraugmentation , c'est-à-dire état morbide à part) que *composition* et *décomposition* organiques, ces deux conditions internes et organogéniques élémentaires de toute organisation (9 *et sq.*).

Nous avons vu que ces deux conditions ne satisfont à l'entretien régulier du *statu quo* organique (état organophysiologique) qu'à la double obligation de s'exercer simultanément et de se faire *équilibre*.

D'où l'équilibre physiologique composant et décomposant, qui n'est à proprement parler que l'état organophysiologique en exercice (*loc. cit.*)

115. A ces prémisses, il nous faut ajouter la remarque complémentaire suivante, à savoir : qu'à l'état d'équilibre *physiologique* composant et décomposant les produits et parties organisées en retour et dont l'ensemble constitue l'organisme entier, *sont tous doués au plus haut degré de l'aptitude à se perpétuer en détail* (nutrition) *et à se reproduire ou se transmettre en bloc* (génération). Puisque nutrition et génération sont en définitive ce qui constitue organiquement parlant l'objet fondamental, peut-on dire d'exercice composant et décomposant.

116. Cette dernière remarque, hors de conteste, nous amène à comprendre comment un résultat de tous points analogue survient toutes les fois que cessation d'équilibre physiologique composant et décomposant (et par conséquent cessation d'exercice organogénique normal) dépend de ce que composition et décomposition simultanément suraugmentées, le sont, en outre de manière à *se balancer exactement* (ce que réalise précisément la combinaison morbide actuelle ; Phlegmasi-toxic, 114).

117. Car dans ce dernier cas, un nouvel et véritable équilibre composant et décomposant s'établit momentanément de toutes pièces dans le point malade et y prend la place du premier.

Équilibre spécial ou *pathologique!* Cela est vrai; mais, quoi qu'il en soit, se comportant, toutes proportions gardées, dans sa sphère d'organogénie (pathologique) absolument comme équilibre physiologique dans la sienne.

118. Si l'on considère, en effet, que de part et d'autre les conditions organogéniques fondamentales (composition et décomposition) sont en présence et se font équilibre, excès respectif, seul à part.

De là à l'admission, dans le second cas, de produits et parties à la fois **organisées et reproductibles** à l'instar d'un produit organisé régulièrement. Il n'y a que la distance d'une déduction logique.

119. Notons tout de suite à titre de différences que le raisonnement encore oblige d'admettre à l'égard des dits produits, savoir : que si ces produits, en tant que provenance des conditions organogéniques fondamentales, sont en réalité organisés et reproductibles. D'un autre côté, par cela que pour les produire ces conditions ont réalisé un équilibre organogénique *distinct* en tant que spécial, et se substituant *illicò* à l'équilibre physiologique (117). Lesdits produits sont en même temps *illicò* toujours, complètement étrangers à l'organisme, c'est-à-dire tant sous le rapport d'organogénie proprement dite (Blastème) que sous le rapport de nutrition et reproduction.

120. Ce sont, en d'autres termes, des produits tout à

la fois *hétérogènes*, comme origine, et *hétéromorphes*, comme manifestation. Et ajoutons : « sur les systèmes « organiques exclusivement. '» Puisque nous venons de voir que telle est la spécialité du siége des affections du genre qui nous occupe.

Ce résultat dont l'importance n'a pas besoin d'être signalée, est la conséquence rigoureuse, on le voit, des données théoriques qui précèdent. Ne pouvant passer outre sans vérifier immédiatement s'il est rigoureux aussi comme fait; nous dirons que l'observation, à cet égard, a déjà répondu par l'affirmative. Car personne n'ignore aujourd'hui, et les expressions ci-dessus que nous n'avons pas inventées, le prouvent assez, qu'il y a des produits organisés, morbides, tant liquides que solides, *sans analogie avec l'organisation normale.*

Seulement, jusqu'ici, on n'a pas suffisamment remarqué qu'au premier rang des affections qui donnent lieu à de tels produits il faut placer celles que nous faisons entrer dans le genre actuel, savoir : Catarrhe, Rhumatisme et F. éruptive. Pour ne parler que de ces trois affections ou déterminations phlegmasi-toxiques spéciales.

S'il est pourtant un fait certain, et ceci vient grossir la communauté des caractères spéciaux inaugurés par la caractéristique, dite : généralisation localisée, etc. ; c'est que dans ces trois affections, les produits morbides, solides et liquides (lorsque l'observation les retrouve dans les points malades du système localisateur, ce qui n'arrive pas constamment à cause précisément du caractère *erratique* des localisations, 107); c'est que dans ces trois affections, disons-nous, les produits morbides, solides et liquides, bien que parties organisées dans l'acception du mot, n'ont aucune analogie avec les liquides et solides physiologiques. Dans ces produits, tout est différent, à partir même du *blastème* qui n'est point celui des éléments normaux. Et c'est précisément à ce blastème préparé au mieux, *sécrété tout exprès chaque fois que Phlegmasi-toxie éclate*, et dans l'intérêt du produit phlegmasi-toxique futur, qu'est due l'apparition soudaine et caractéristique de liquides véritablement extra-physiologiques qu'on remarque alors dans le lieu malade.

D'où l'expression *hypercrinie*, créée pour exprimer cet ordre de faits qui ne manque jamais, quel que soit le siége spécial de Phlegmasi-toxie. Bien qu'il soit vrai d'ajouter, ce qui est d'ailleurs facile à comprendre, que lorsque la détermination s'effectue sur certains systèmes, tels que ceux muqueux et séreux, entr'autres, ce caractère (hypercrinie) est beaucoup plus prononcé qu'ailleurs. Témoins, justement, Catarrhe et Rhumatisme.

Il serait superflu, autant que hors de propos, d'entrer dans des détails plus circonstanciés au sujet de la vérification actuelle en ce qui touche les affections Catarrhe, Rhumatisme et F. éruptive. Ce que nous venons de rappeler suffit pour nous permettre de conclure que dans ces trois affections de même probablement que dans toutes celles du même genre, leurs produits constituent, à proprement parler, *une production organisée nouvelle*, au sein de l'organisation primordiale. Et que, sous ce rapport, les dits produits se distinguent radicalement de tous autres en général et de ceux phlegmasiques et intoxiques en particulier.

121. A l'égard de ces derniers produits, nous allons mettre à profit les remarques qui précèdent pour dire en quelques mots en quoi et pourquoi ils diffèrent ainsi radicalement des produits phlegmasi-toxiques.

122. A commencer par les produits intoxiques, il ressort tout d'abord que ceux-ci, à cause même de leur nature directement négative de toute organisation (51) et outre qu'ils sont par cela seul mis hors de cause en tant que produits organisés, ne ressemblent à aucun autre qu'à eux-mêmes. Ce qui restreint, comme on voit, la comparaison actuelle aux produits *phlegmasiques* et *phlegmasi-toxiques*.

123. En étudiant le genre Phlegmasie, nous avons omis à dessein (ayant à y revenir en ce moment avec plus de fruit), de faire ressortir les conséquences suivantes, implicitement contenues dans nos prémisses, à savoir : que les produits solides et liquides, de ce genre, ont pour caractères distinctifs d'être la répétition, exagération en plus, des liquides et solides physiologiques ; et, d'autre part, de pouvoir prendre naissance sur tous les points de l'organisme indistinctement.

Nous disons que ces caractères découlaient implicitement de nos prémisses. En effet, pour ce qui est du caractère des produits phlegmasiques d'être la répétition, *exagération en plus*, des liquides et solides physiologiques ; ce caractère ne pouvait manquer de leur appar-

tenir du moment et parce qu'ils sont l'œuvre de Phlegmasie ou, en d'autres termes, de composition organique
à son état de *sur-augmentation* (20).

Quant à l'aptitude des produits phlegmasiques à
prendre naissance sur tous les points de l'organisme
indistinctement ; cela découle encore de ce que Phlegmasie est composition organique sur-activée. Car il est
superflu de rappeler que dans toutes les parties de l'organisme sans exception, composition organique y entre
à titre de condition principale (6). Il y a donc seulement
à considérer à l'égard des produits phlegmasiques que
leur siége est plus ou moins étendu suivant l'étendue
de phlegmasie qui leur a donné naissance et qui peut
comprendre évidemment, ou tout l'organisme (puisque
ce dernier se compose partout) ; de là des produits phlegmasiques, *totius substantiæ* (F. inflammatoire). Ou bien
seulement un point quelconque de l'organisme ; de là des
produits phlegmasiques, *locaux* ou proprement dits.

En résumé : *répétition*, *exagération en plus*, des
liquides et solides physiologiques ; et siége sur *tous les
points de l'organisme, indistinctement.* Il suffit, pour
en saisir aussitôt toute la différence, de rapprocher de
ces deux caractères, ceux correspondants des produits
phlegmasi-toxiques qui, au contraire, nous venons de
le voir, sont *sans analogie avec l'organisation normale ;* et siégent, exclusivement, *sur les systèmes
organiques.*

124. Pour compléter ces différences, en ce qui
concerne les produits phlegmasiques en particulier,

il nous reste à rappeler ce que nous venons de démontrer, savoir : que du côté des produits phlegmasitoxiques, ceux-ci constituent, à proprement parler, non seulement une production organisée nouvelle au sein de l'organisation primordiale, mais qu'ils jouissent en outre et à titre de complément naturel d'une telle indépendance d'origine et de caractères, des deux reproductions inhérentes à toute organisation proprement dite, à savoir : reproduction dans l'espace ou *nutrition;* et reproduction dans le temps ou *génération* (112 *et sq.*) Celle-ci va être justifiée en fait tout à l'heure.

Pas n'est besoin d'insister pour établir que ces derniers caractères font complétement défaut aux produits phlegmasiques; qui, une fois formés, cela est de notion vulgaire, sont inaptes à se perpétuer d'une façon plus que de l'autre.

Pourquoi, demandera-t-on, reproduction tant nutritive que générative, manque-t-elle entièrement aux produits phlegmasiques ?

Pourquoi?...... Par les mêmes motifs qui font que reproductivité appartient en propre aux produits phlegmasi-toxiques, c'est-à-dire motifs tirés du mode d'intervention des conditions organogéniques communes. En effet, du moment qu'il est démontré que les produits phlegmasi-toxiques naissent, se nourrissent et se reproduisent, parce que, pour former Phlegmasi-toxie, les deux conditions organogéniques fondamentales (composition et décomposition) ont été présentes et *se sont fait équilibre* (équilibre organopathologique à part (*loc. cit.*);

on comprend aisément qu'à l'égard de Phlegmasie qui
ne reconnaît principalement qu'une des deux conditions
fondamentales (composition sur-augmentée au principal,
20) ; et conséquemment pour l'établissement de laquelle
un équilibre organogénique *spécial* n'a pu, comme
dessus, s'établir et remplacer le premier qui demeure
détruit uni-conditionnellement et continue de s'exercer
tel quel ; on comprend, disons-nous, qu'à l'égard de
Phlegmasie, ses produits ne peuvent rien présenter en
propre au point de vue organogénique et conséquemment non plus au point de vue de reproductivité.

Placés, pour ainsi dire, sur la limite de l'organisme
pathologique, naturel, d'une part, et de l'organisme pathologique, contre nature, d'autre part, mais, ce dernier,
spécial, encore une fois, comme organogénisme et à
cause de cela, reproductible (*loc. cit.*) ; de tels produits,
au-delà du trouble organique par sur-augmentation
uni-conditionnelle qui les a formés, sont donc incapa-
bles de se nourrir aussi bien que de se transmettre. Ils
persistent tels quels indéfiniment. Ou bien ils disparais-
sent par l'intermédiaire de l'absorption interne à l'instar
de tous les produits organisés, normaux, sans emploi
(résolution). Ou bien enfin, ils abandonnent la place
par suite d'évacuation à l'extérieur devenue indispensable (suppuration).

A disparaître de la première façon (absorption interne), ils le peuvent d'autant mieux que nous venons
de dire qu'ils dérivent de l'organogénisme commun
(exagération en plus) ; et qu'ils sont, par suite, c'est-à-

dire à l'exagération uni-conditionnelle près et tant que nulle influence étrangère n'est venue les altérer, complétement analogues aux productions organisées, normales.

Que ce sont, enfin, par opposition aux productions phlegmasi-toxiques, des produits tout-à-la fois *homœogènes*, comme origine ; et *homœomorphes*, comme manifestation.

Il découle implicitement de notre manière d'envisager la génèse des produits phlegmasiques, que *la suppuration* n'est pas pour eux un caractère essentiel, en tant du moins que néeessaire. Ce n'est là que le résultat d'une altération *consécutive* des produits phlegmasiques et altération par influence étrangère à l'organisme et le plus souvent, sinon toujours, extérieure. La conséquence immédiate de cette altération est l'évacuation au dehors rendue inévitable du produit phlegmasique. Evacuation qui, auparavant, n'était pas nécessaire à la disparition du dit produit, puisque ce dernier, à son état d'intégrité parfait, peut disparaître en nourissant l'organisme. Nous avons dit plus haut pourquoi.

Quant aux produits phlegmasi-toxiques, ces derniers ne sauraient, en aucun cas, disparaître de cette même manière, c'est-à-dire en nourrissant l'organisme, puisque en premier lieu ce sont des produits *étrangers* à l'organisme et conséquemment impropres à cet usage ; et que d'autre part ils se nourrissent eux-mêmes et se perpétuent indéfiniment sur place de cette façon (111 *et sq.*).

D'un autre côté, et à cause même que ce sont par là des *êtres* morbides à proprement dire ; il ressort, en ce qui touche leur disparition par destruction, que celle-ci doit procéder d'une altération consécutive, spéciale et, suivant toute probabilité, différente pour chaque espèce ; différente surtout, dans tous les cas, de l'altération consécutive ci-dessus des produits phlegmasiques.

Sans vouloir examiner ces différentes sortes d'altérations des produits phlegmasi-toxiques, ce qui nous entraînerait trop loin, il nous suffit d'avoir, par ce qui précède, rendu très-probable que ces altérations ne sauraient avoir rien de commun avec celle habituelle aux produits phlegmasiques dite suppuration.

D'où il suit subsidiairement que la suppuration, bien que non essentielle aux produits phlegmasiques, acquiert indirectement une signification qui a rang d'essentialité ; en ce sens que dans tous les cas où on la rencontre, elle suffit à l'affirmation de l'intervention de nature phlegmasique à un titre quelconque.

Nous n'avons pas besoin de faire remarquer combien tout ceci qui découle en corollaire de notre doctrine est en même temps conforme aux idées généralement reçues.

125. Revenons à Phlegmasi-toxie et poursuivons le cours de ce chapitre.

Les considérations qui précèdent viennent de nous donner, on peut le dire, *la raison physiologique* de l'aptitude à se reproduire dont sont douées toutes les affections de ce groupe, par cela seul qu'elles sont phlegmasi-toxiques, c'est-à-dire *équilibre* organopathologique (117 *et sq.*).

Ce résultat est bien quelque chose sans doute ; mais il y a loin de là encore à l'obtention de l'affection elle-même dans sa nature effective ou de forme proprement dite.

A la vérité, ce que nous connaissons déjà de Phlegmasi-toxie sous le rapport de la condition de siége (généralisation localisée, etc., sur un système) en le mettant au service du résultat qui précède, nous procure bien un aperçu de la forme cherchée , en ce sens que nous pouvons augurer dès à présent que reproductivité dans l'espèce est commune aux types phlegmasi-toxiques dits : Catarrhal, rhumatismal et exanthématique(F. éruptive), pour ne parler que de ceux-là (110 *et sq.*).

Mais ce n'est là toujours que reproductivité dans sa condition spéciale de système organique et non particularisée à ce point de vue.

126. Si nous considérons cependant que les systèmes organiques sont un assemblage *d'éléments anatomiques de forme et usage divers* concourant à un but commun et spécial (digestion, respiration, locomotion, etc.).

Il appert tout aussitôt que pour une même condition spéciale, ou mieux pour une même spécialité de système organique (muqueux, cutané, fibro-séreux, etc,), il pourra y avoir suivant l'élément anatomique malade du système plusieurs manifestations phlegmasi-toxiques différentes comme *nature de siége*.

Or, cette différence de nature de siége, entraînant de toute nécessité différence de forme et reproductivité ; cette œuvre, encore une fois de Phlegmasi-toxie en fonction de l'élément anatomique, que pourrait-elle être sinon ce qui constitue pour Phlegmasi-toxie sa forme spécifiée ou proprement dite ?

127. En conséquence, il y a donc, dirons-nous, dans toute affection du genre Phlegmasi-toxie deux natures principales à distinguer, savoir : *a.* une nature initiale ou *de fond ; b.* une nature terminale ou *de siége.*

a. La première est *initiale* parce qu'elle a de toute

nécessité le pas, comme apparition dans le cortége phénoménal,

En effet, s'il est vrai, comme nous venons de le vérifier, qu'en matière de Phlegmasi-toxie analytique, les
caractères de siége soient tout, et les caractères de fond,
rien, tant qu'ils sont tout seuls. Il n'est pas moins vrai
aussi qu'en matière de Phlegmasi-toxie manifestée ou
complète, l'affection ne saurait apparaître comme nature de siége avant d'avoir existé au préalable comme
nature de fond. Comment pourrait-elle être en fait réalisée avant d'avoir été en fait réalisable ou puissance ?
Cette vue incontestable nous enseigne donc qu'en matière de manifestation phlegmasi-toxique *les caractères
de fond auront toujours la priorité d'apparition* sur
ceux de siége qui ne sauraient venir qu'après.

Outre qu'elle est initiale, nature de fond (sauf des
particularités purement accessoires et relatives seulement
à la forme qui va suivre) est nécessairement la même
pour toutes les espèces possibles ; mais toute seule, encore une fois, elle ne détermine rien, absolument
parlant.

b. La seconde nature que nous intitulons *terminale*
(nature de siége), varie au contraire considérablement
d'une espèce phlegmasi-toxique à l'autre (ce qui n'a rien
que de très-légitime eu égard à la différence anatomo-
physiologique des éléments anatomiques entre eux). Elle
est de plus déterminante pour tout ce que l'affection
comporte de vraiment essentiel, savoir : forme et reproductivité.

C'est, en d'autres termes, la nature morbide qui constitue Phlegmasi-toxie à l'état *d'Espèce* proprement dite, ce mot étant pris dans l'acception rigoureuse du *fiat* devenu espèce ; d'où on a fait Spécifique.

Expression impliquant dorénavant, la démonstration vient d'en être donnée en droit, « maladie reproduc- « tible. » Et nous pouvons ajouter *indéfiniment* et *immuablement*, par le double motif que l'élément anatomique quel qu'il soit qui sert de condition propre au spécifisme est immuable par nature, et que, d'autre part, nature de fond est dans le même cas.

L'alinéa qui précède peut donner lieu subsidiairement à plusieurs remarques intéressantes d'où nous croyons devoir extraire ce qui suit :

a. A propos des deux natures, savoir : nature de fond, nature de siége, dont le raisonnement motivé nous a conduit à doter Phlegmasi-toxie envisagée comme phénomène complet, et y compris la priorité à accorder à la première nature dans toute manifestation de ce genre, ce n'est certes pas aller au-delà de l'interprétation que d'y voir l'indication de l'allure si caractéristique comportée par Catarrhe, Rhumatisme, F. éruptive, etc., etc.; toutes affections que nous faisons entrer dans notre genre Phlegmasi-toxie (110).

Qui ne sait, en effet, qu'au début desdites affections et pendant un laps de temps variable, le seul tableau qu'on ait sous les yeux consiste en un état général ou de fond, plus ou moins marqué, présentant bien, sinon toujours, du moins le plus souvent, quelques indications plus particulièrement en rapport avec l'issue morbide probable, c'est-à-dire avec le siége, la forme avec le *principal*, en un mot, mais néanmoins le laissant en suspens, absolument parlant.

C'est seulement passé ce début dit à juste titre *d'invasion*, que plus tôt ou plus tard et par suite d'une post-manifestation (qui n'est évidemment que la nature de fond précédente, *se réalisant*) ici sur système fibro-séreux ; là sur système muqueux-respiratoire ou muqueux-digestif : ailleurs, sur système cutané, etc., et dans ces systèmes sur tel élément anatomique plutôt que sur tel autre ; qu'il est permis de prononcer et de diagnostiquer : Rhumatisme, ou bien Catarrhe, ou bien F. éruptive, etc.; cette dernière (selon l'élément anatomique et transmission antécédente ou proprement dite) pouvant éclore : variole, rougeole, scarlatine, etc.

Nous le répétons, une telle allure ressort implicitement des prémisses posés plus haut qui la rendent en quelque sorte obligatoire pour les affections de genre Phlegmasi-toxie, et obligatoire, par suite, à titre d'allure de la grande généralité des cas ou *normale*. Ce qui s'accorde encore avec l'observation.

Cette normalité, ainsi expliquée et admise, rien n'est plus aisé que d'en faire découler nombre de variétés *anormales* et notées, en effet, comme telles par tous les observateurs.

Il suffit de réfléchir que dans le genre qui nous occupe, nature de fond et nature de siége, bien que destinées en principe à se compléter l'une par l'autre, n'y sont pas assujetties invariablement et nécessairement. Il suit de là que, outre que par des motifs secondaires elles peuvent se compléter à des intervalles de temps variables (nous parlons ici d'une même espèce), elles peuvent après s'être complétées pendant une période de la maladie se décompléter pendant le reste ; elles peuvent enfin, exceptionnellement toujours, ne pas se compléter du tout, sans que dans tout cela, notez-le bien, l'affection fasse défaut, absolument parlant. Ce qui veut dire qu'elle sera nonobstant présente sinon comme fond du moins comme forme, *et vice versa*.

Ceci médité plus qu'il ne convient ici nous donnerait la clef de bien des caprices d'apparition, jusqu'à présent inexpliquées en matière de rhumatisme, de catarrhe, et notamment de F. éruptive où ils ont été plus remarqués qu'ailleurs. En ce qui concerne ces dernières, cela nous explique fort bien les cas en particulier de *fièvre éruptive sans éruption*, tout comme ceux *d'éruption sans fièvre*.

b. D'après un autre passage du même alinéa, c'est aux affections du genre Phlegmasi-toxie que convient rigoureusement le titre *d'Espèce*. En effet, qui dit *Espèce* dit produit engendré de toutes pièces, et susceptible de se reproduire en tant qu'espèce. Or, il vient d'être mis en lumière, et il le sera plus encore tout à l'heure, que par leur caractère de fond, de siége et de produits, les affections phlegmasi-toxiques sont précisément tout cela.

Nous avons reconnu, autre part, que sous le rapport de reproductivité, on n'en peut pas dire autant de Phlegmasie. Et ajouterons-nous encore, en nous fondant sur des motifs analogues, ni d'Intoxie.

Ces deux derniers genres, c'est-à-dire les états morbides qu'ils renferment ne se reproduisent pas par la raison toute simple que servant à former tous les autres ils existent par là même en permanence. Et que ce sont dès lors, à proprement parler, des *éléments* morbides, ou encore des *états* morbides, et non des *espèces* ou des *êtres* morbides.

En effet, dans notre Doctrine, supprimez par la pensée Phlegmasi-toxie, il reste encore évidemment les éléments Phlegmasie et Intoxie. Supprimez, au contraire, Phlegmasie et Intoxie, tout disparaîtra du même coup ; car il n'y aura plus de pathologie (organopathie par excès) possible.

Une conclusion très-intéressante découle de ceci, à savoir : que Phlegmasie et Intoxie, à l'égal des conditions composition et décomposition d'où elles relèvent respectivement, *existent nécessairement et de toute éternité*, dans la nature (pathologique). Qu'elles sont, en d'autres termes, aussi anciennes que le règne animal lui-même.

Quant à Phlegmasi-toxie, ou mieux les espèces qu'elle renferment et qui se résument pour nous, pour le moment, dans

Catarrhe, Rhumatisme, F. éruptive, etc. Ces espèces, en tant
qu'ayant eu besoin des éléments ci-dessus pour apparaître, n'ont
pu venir qu'après. Elles sont donc *postérieures en date* à Phlegmasie et Intoxie.

Ça donc été, à proprement parler, une création (morbide) après
création première ou création (morbide) *spontanée*. Les êtres
morbides qui s'y rapportent sont donc, en un mot, MALADIES POST
CREATIONEM.

D'où cette autre conclusion, à savoir : puisque Phlegmasi-toxie
n'a pas toujours existé, elle pourrait donc de rechef disparaître,
sinon tout, du moins partie des espèces qu'elle renferme!

Ceci développé convenablement nous conduirait tout droit à
mutabilité possible, en tant que remplacement, d'espèces morbides
actuelles par d'autres espèces.

A savoir : qu'à la suite de longues périodes de siècles et par
suite de la mobilité des grandes conditions atmosphériques ressortissant à l'égard des affections qui nous occupent, à *génie* morbide proprement dit, en tête desquelles il faut placer le chaud,
le froid et l'humidité combinées diversemeut (99), etc., espèce
variole apparaît ou fait gráduellement place, je suppose, à espèce
catarrhe ; ou bien cette dernière cède peu à peu la place à
suette, etc., etc. Et de même aussi des grands fléaux épidémiques ayant pour élément déterminant l'une ou l'autre desdites espèces, fléaux dont notre Doctrine arriverait ainsi jusqu'à un certain point à retrouver ou à prédire le cours, etc.

128. Ce travail n'étant pas un exposé descriptif, on
n'attend pas de nous que nous poursuivions reproductivité de Phlegmasi-toxie en fonction de l'élément anatomique en particulier dans chaque système. Il suffit à
notre tâche d'avoir signalé l'intervention de cette condition, ainsi que sa place et son rôle dans le cortége
phénoménal.

Nous avons hâte d'ailleurs de faire un pas en arrière pour éclaircir certains points d'assimilation qui au simple énoncé, n'ont pas dû être trouvés parfaitement justifiables. En effet, si au point de vue des caractères de fond ou mixtes proprement dits; si au point de vue de généralisation localisée et erratique sur un système, etc., il n'y a pas de différences essentielles entre les types phlegmasi-toxiques cités par nous, savoir : Catarrhe, Rhumatisme et F. éruptive.

En revanche on a dû trouver et avec raison que si ce que nous avons dit de reproductivité ne souffre aucune difficulté de vérification en ce qui concerne F. éruptive en général, il n'en est pas de même à l'égard de Catarrhe et Rhumatisme pour qui reproductivité ne paraît pas tout d'abord être un caractère.

Il s'agit donc de montrer que sous ce dernier rapport Catarrhe et Rhumatisme, abstraction faite de leur nature de siége et de ce qui en résulte pour reproductivité en ce qui les concerne, ne le cèdent en rien à F. éruptive.

Dans ce but, nous allons reprendre en sous-œuvre reproductivité de Phlegmasi-toxie en fonction des systèmes organiques, en ne considérant pour plus de simplicité que reproduction proprement dite ou *génération*.

Génération de Phlegmasi-toxie en fonction des systèmes organiques en général.

129. Génération de Phlegmasi-toxie nommée proprement *transmission* morbide, sous-entend, à l'instar de toute reproduction organisée, la présence *d'agents reproducteurs*.

D'un autre côté, eu égard à l'infériorité ici tout à la fois dans l'échelle organisatrice et dans l'échelle des êtres de produit à reproduire, il est certain qu'il ne saurait s'agir pour ce dernier que de reproduction la plus simple de toutes. Ce qui veut dire que, dans ce cas particulier, agent reproducteur sera en même temps partie du produit envisagé dans sa source primitive ou *blastème* morbide.

Partant de cette unité de vue incontestable à l'égard de transmission des produits phelgmasi-toxiques, arrivons à la considération du siége, c'est-à-dire aux systèmes organiques.

Tout-à-l'heure nous avons étudié reproductivité en fonction des systèmes organiques envisagés dans la diversité de leurs éléments anatomiques. Ce qui nous a donné la forme proprement dite de Phlegmasi-toxie, ou autrement dit, sa forme spécifiée (126).

En s'en tenant à ce point de vue très-réel, mais entièrement particulier, on se prive des données nécessaires pour juger reproductivité à un point de vue d'ensemble, attendu qu'il serait peu rationnel de généraliser purement et simplement du mode de reproductivité d'une forme élémentaire donnée à reproductivité d'une autre forme.

130. Pour continuer d'avancer dans cette voie sans quitter les termes généraux de la question, il nous a paru que s'il est nécessaire, en fin de compte, d'envisager les systèmes organiques dans la diversité de leurs éléments anatomiques, il ne l'est pas moins de les envisager et au

préalable dans l'ensemble de leurs éléments anatomiques ; nous fondant sur ce que ces derniers, quelque différents qu'ils soient pour un même système, *concourent à un but commun et spécial* (Digestion ; respiration, locomotion, protection, etc.).

Cet autre point de vue n'est pas moins réel que le précédent, car son exactitude ressort de l'énoncé même. D'un autre côté, il permet de ne voir dans chaque système qu'un seul ordre de phénomènes pouvant être dits spéciaux et commandant de toute nécessité aux faits plus particuliers du ressort des éléments anatomiques respectifs dont pour le besoin de la cause on peut dès lors, jusqu'à un certain point, faire abstraction.

131. Les systèmes organiques, envisagés de cette manière, la première chose qui saute à la vue, c'est que parmi ces systèmes, les uns, tels que les systèmes fibreux, séreux, etc. constituent un ensemble de parties *intérieures*, c'est-à-dire sans aucun rapport direct avec l'extérieur. Que d'autres systèmes sont, au contraire, complètement *extérieurs*, ex. : le système cutané et les diverses couches anatomiques dont il se compose. Et qu'il en est d'autres, enfin, extérieurs en certains points par lesquels ils communiquent largement au dehors, et intérieurs par le reste de leur étendue, ex. : les systèmes muqueux-digestif et muqueux-pulmonaire.

132. Cela posé, nous disons qu'au point de vue du mode reproducteur, Phlegmasi-toxie varie d'une manière précisément correspondante.

a. C'est ainsi que siégeant sur système franchement

externe ou cutané, et dans ce système, sur tel élément
anatomique à l'exclusion d'un autre, Phlegmasi-toxie se
reproduit suivant un mode purement *externe*, à savoir :
que pour toutes celles des espèces phlegmasi-toxiques
occupant un tel siége, le mécanisme reproducteur consiste en un produit transmis de l'extérieur d'un individu
(malade) pour être reçu et élaboré au sein même du
système cutané d'un autre individu, puis rayonner de ce
foyer externe pour se développer à nouveau sur un terrain identique. Et ainsi de suite.

Il y a seulement à noter que ledit produit reproducteur varie avec l'élément anatomique cutané sur lequel
Phlegmasi-toxie effectue domicile. C'est-à-dire depuis ce
produit *matériellement inoculable* (virus variolique),
lorsque Phlegmasi-toxie occupe l'élément cutané folliculaire. Jusqu'aux produits *immatériellement inocu-
lables* (virus rubéolique, scarlatineux, etc.); lorsque
Phlegmasi-toxie occupe d'autres éléments cutanés qu'il
ne nous appartient pas de désigner plus directement.

Voilà pour reproductivité à l'égard de Phlegmasi-toxie
franchement externe ou du système cutané.

b. Lorsque Phlegmasi-toxie aura pris siége sur le système muqueux-pulmonaire et muqueux-digestif, reproductivité présentera des caractères d'extériorité d'autant
plus évidents et tranchés que siége muqueux *primitif*
sera lui-même plus externe, et vice-versa.

C'est ainsi que pour Phlegmasi-toxie des ouvertures
buccale, pharyngienne et laryngienne, le produit pathologique, variable d'ailleurs avec l'élément muqueux

particulièrement malade, sera transmissible extérieurement, comme dessus, d'une manière évidente et sans
conteste ; ex. : certaines angines, la diphthéritique entre
autres.

Tandis que pour Phlegmasi-toxie primitive, soit des
bronches, soit des diverses portions intestinales, estomac
et intestin grêle, inclusivement ; et dans ces différentes
portions, tel élément anatomique plutôt que tel autre,
reproductivité, en tant du moins qu'externe, sera, ou
fort obscure, ou tout à fait nulle.

Avant d'aller plus loin, il n'est pas sans intérêt de
faire remarquer que reproductivité dont il s'est agi
dans ces deux paragraphes (*a*. et *b*.) ; c'est-à-dire
« reproductivité tout à la fois *individuelle* et à mode
« *externe*, » est ce qu'on nomme communément
CONTAGION.

c. Enfin, lorsque Phlegmasi-toxie siégera sur les systèmes organiques purement internes, tels que les systèmes, séreux, fibreux, nerveux, etc., reproductivité
en tant que mode et mécanisme ne conservera absolument rien d'externe et de comparable, sous ces rapports, à transmissibilité dévolue à Phlegmasi-toxie des
siéges précédents. Cependant, ici pas plus qu'ailleurs,
reproductivité ne fera défaut. A cela près qu'en conformité du siége elle sera purement *interne* ; à savoir : que
le mécanisme reproducteur consistera en un produit transmis de l'intérieur d'un individu (malade) à l'intérieur
d'un autre individu qui se l'assimile (dernière opération
qui correspond à l'élaboration *externe* de ci-devant),

puis le transmet de nouveau et de la même manière. Et ainsi de suite.

Ce sera, en d'autres termes, et pour la comparer à la précédente, « une reproductivité *individuelle* encore, mais à mode *interne*. » Qui est ce qu'on appelle en langage ordinaire HÉRÉDITÉ.

A l'appui de cela, nous rappellerons l'hérédité fatale et de partage exclusif, en quelque sorte, des affections catarrhales, rhumatismales (particulièrement les catarrhes et rhumatismes généralisés et viscéraux, devenus ou tendant à devenir chroniques); des affections névrosiques de même nature (phlegmasi - toxique) que catarrhe et rhumatisme; exemple : l'Asthme, la Chorée, etc.

N'est-il pas digne de remarque que s'il n'est jamais venu à l'idée de personne de soupçonner le caractère contagieux des affections qui précèdent ; tout le monde du moins s'accorde à leur reconnaître le caractère héréditaire au plus haut degré. Tandis que par une sorte de réciprocité, si hérédité, à l'égard des affections variolique, rubéolique, diphthéritique, etc. n'a jamais fait partie du langage médical autrement qu'à titre de *réceptivité externe* que tous apportent en naissant, sans qu'elle appartienne à personne en particulier. En revanche, et de l'avis de tous, contagion est pour ces affections leur caractère le plus indéniable.

Or, qu'il s'agisse de contagion ou d'hérédité, il est maintenant évident que c'est là, au fond, c'est-à-dire sauf des différences spéciales ou de mode (extériorité, intériorité) le même caractère qui est en jeu, à savoir : *reproduction* générative.

Et c'est là, pour ces affections, une communauté de caractère sans contredit de la plus haute importance, puisqu'elle permet de faire à leur égard, comme nous l'avons dit, abstraction jusqu'à un certain point du siége élémentaire, c'est-à-dire de la nature *spécifique* (126). Puisque réunie enfin à ce que nous avons exposé plus haut, *elle autorise définitivement à ranger les dites affections dans un seul faisceau morbide*, nommé par nous PHLEGMASI-TOXIE.

En résumé, reproduction générative est le caractère commun de toutes les espèces du genre qui nous occupe. Ce caractère admis en principe, la considération des systèmes organiques, envisagés comme nous venons de le dire, conduit à établir entre ces espèces des distinctions importantes. Ainsi sur les systèmes franchement externes (système cutané) et franchement internes (systèmes fibro-séreux, nerveux, etc.); les espèces y relatives sont re-productibles et, de plus, *transmissibles*, savoir : les premières, par voie externe (contagion); les secondes, par voie interne (hérédité).

Restent les espèces sur les systèmes extéro-internes (systèmes muqueux-digestif et muqueux-pulmonaires). Celles-là, lorsquelles siégent au principal sur des points franchement externes (les ouvertures buccale, pharyn-gienne, etc.) sont encore reproductibles et transmissibles par contagion, comme dessus. Lorsque, au contraire, elles siégent au principal sur des portions muqueuses-

internes (bronches, estomac, intestin grêle, etc.), la plupart d'entre elles cessent d'être transmissibles, soit par contagion, soit par hérédité. Ex. : la détermination *entéro-folliculeuse* dans F. typhoïde, pour ne parler que de cette détermination spécifique, extéro-interne.

Cessant d'être transmissibles, elles n'en sont pas moins reproductibles dans leur espèce, c'est-à-dire indéfiniment et immuablement, conformément à l'observation et à la loi de reproductivité qui, encore une fois, ne souffre aucune exception à l'égard des espèces du genre qui nous occupe. Mais pour ce faire, et de même que la portion du système sur lequel elles siégent est extéro-interne, c'est-à-dire intermédiaire entre les systèmes ou portions, des systèmes précédents, elles se reproduiront d'une manière intermédiaire entre la contagion et l'hérédité, c'est-à-dire qu'elles tiendront des espèces contagieuses par la réceptivité externe, et des espèces héréditaires par la transmission interne de cette réceptivité ; qu'elles procèderont, en d'autres termes et uniquement, d'une *réceptivité externe, héréditaire*.

Se reproduisant uniquement de cette façon, et par conséquent sans contagion ni hérédité proprement dites, il appert que ce sera dès lors en vertu d'une *génération spontanée, itérative et de toutes pièces*.

D'où il suit, en particulier, que, sous le rapport de reproduction générative, ces espèces servent de transition naturelle entre les affections morbides irreproductibles par nature, ex. : toutes celles des genres Phlegmasie et Intoxie (Voir *chap*. 3 ; 124) et les espèces du genre actuel,

reproductibles au contraire par nature et transmissibles
en outre, soit par mode externe (contagion) soit par
mode interne (hérédité).

Pour terminer par une conclusion qui, sous le rapport
de reproduction générative en fonction du siége, englobe
toutes les espèces actuelles, il faut dire : « les espèces
« du genre Phlegmasi-toxie sont reproductibles par
« réceptivité externe, avec ou sans transmission corres-
« pondante (contagion) ou par transmission héréditaire. »

Tempérament et Diathèse en phlegmasi-toxie.

133. Le rapprochement poursuivi par nous à l'égard
des affections qui précèdent est désormais consommé.
Nous pourrions nous en tenir là, si l'obtention de
tout ce que ces affections présentent de caractéristique et de commun à la fois, ne nous était nécessaire
pour l'étude de faits d'un ordre différent qui se présen-
teront bientôt à notre analyse dans les chapitres qui
vont suivre.

Ajoutons donc comme autre remarque qui vient entièrement à l'appui du rapprochement précédent, à savoir : que les espèces morbides phlegmasi-toxiques ,
qu'il s'agisse de catarrhe, de rhumatisme, d'exanthème,
de névrosie, etc., ont encore pour caractère commun
de créer, en retour, un ensemble de dispositions organo-
pathologiques, *stables*, lesquelles ont pour point de départ
le système organique qui a servi d'évolution à l'espèce
phlegmasi-toxique ; et pour expression des modifications
générales d'organe et de fonctions assimilatrices à l'espèce développée et caractéristique de cette espèce.

C'est à cet ensemble de dispositions organopathologiques, stables et caractéristiques, qu'on a donné nom :
Tempérament et *Diathèse* (*).

Disons tout de suite, pour n'avoir plus à y revenir,
que ces deux expressions se rapportent en définitive à
la même chose, et que la différence entre elles consiste
en ceci, à savoir : que tempérament concerne plus
particulièrement les dispositions générales en question
lorsqu'elles n'existent encore qu'à l'état de puissance ;
tandis que diathèse concerne ces dispositions en plein
exercice ou déjà réalisées.

(*) Nous n'avons pas besoin de dire qu'en donnant aux dispositions
générales, organopathologiques ci-dessus, l'épithète de *stables ;* cette épithète est justifiée à l'avance par cela seul que l'espèce phlegmasi-toxique
qui sert de point de départ à ces dispositions et qui leur imprime son
cachet sui-generis, est reproductible elle même par nutrition et génération
(Voir *reproductivité* en Phlegmasi-toxie, 111).

C'est là pourquoi nous avons défini plus haut *le tempérament morbide :*
« Dispositions générales à un état organopathologique de tout ou partie
« d'un système, se perpétuant (c'est-à-dire l'état organopathologique et les
« dispositions, avec lui) par nutrition et génération. » (Voir 99, *petit texte*).

On peut semblablement définir *la diathèse,* en remplaçant dans cette
définition les mots : Dispositions générales à un état, etc., par : « Généra-
« lisation d'un état organopathologique de tout ou partie d'un système, se
« perpétuant par nutrition et génération. »

Plus tard, c'est-à-dire lorsque nos idées actuelles touchant *Phlegmasi-
toxie* auront cours dans la science, il suffira, pour définir le tempérament
morbide et la diathèse correspondante, de dire : « Dispositions générales
« à une espèce phlegmasi-toxique ; » ou bien : « Généralisation d'une
« espèce phlegmasi-toxique. » Puisque dans les deux cas ce dernier terme
(phlegmasi-toxique) emporte avec lui tout le reste de la définition ci-dessus,
c'est-à-dire état organopathologique de tout ou partie d'un système ; se
perpétuant par, etc.

Quant au privilége possédé par les espèces phlegmasi-toxiques de créer un tempérament tel que dessus, tempérament faisant dès lors doublure en quelque sorte au tempérament individuel, physiologique et comme inclus dans ce dernier; c'est là ce qui ressort suffisamment des considérations exposées jusqu'ici et d'où il résulte que les espèces phlegmasi-toxiques sont à proprement parler des *êtres* pathologiques dans toute l'acception comportée par le mot être en tant que forme propre, durée et péremité. Il n'y a donc pas lieu d'insister davantage sur ce sujet.

Le seul point qui mérite d'être relevé ; c'est que relativement à l'époque de son établissement, aussi bien qu'à ses effets consécutifs, le tempérament créé par les espèces phlegmasi-toxiques diffère nécessairement tout d'abord, chez ces espèces, en raison de leur siége extérieur ou intérieur. Puisque nous venons de voir que ces différences de condition de siége en entraînent de correspondantes du côté de reproduction générative: et qu'il en ressort, en ce qui touche tempérament morbide, que ce dernier procède en définitive, ou d'une *réceptivité externe* dans laquelle contagion est plus ou moins présente ; ou d'une *transmission héréditaire* (132).

C'est pourquoi, à l'égard des espèces phlegmasi-toxiques à siége externe franc (système cutané), comme à siége extéro-interne (systèmes muqueux-bronchique et muqueux-intestinal) ; le tempérament qu'elles créent est seulement *acquis*. Puisque, dans ces cas, l'affection procréatrice, (eu égard à réceptivité externe), ne peut se développer qu'après la naissance ou au plutôt après le développement intra-utérin, complet.

Tandis qu'à l'égard des espèces phlegmasi-toxiques à siége interne franc (systèmes séreux, fibreux, nerveux, etc.) où transmissibilité est héréditaire (*loc. cit.*), l'affection procréatrice est inutile auparavant, puisque le tempérament y relatif est forcément réalisé dès la naissance ou *congénital*.

On pressent tout ce qu'une différence si considérable à l'établissement du tempérament, va apporter de différences à la signification de ses effets consécutifs.

C'est ainsi que, tandis que tempérament *acquis* met généralement à l'abri d'une seconde invasion phlegmasi-toxique identique, parce que l'organisme en s'assimilant une première fois l'affection a fait cesser du même coup une des conditions de reproduction *ad hoc*, à savoir : réceptivité externe, d'où *immunité* correspondante.

Tempérament *congénital* loin de créer une immunité produit bien plutôt tout le contraire, par cela seul qu'il est inné, c'est-à-dire tout à la fois antérieur et relatif à l'affection ; qu'il est, en d'autres termes, une *prédisposition permanente* à manifestation phlegmasi-toxique en rapport.

En résumé, dans le premier cas, il y a immunité, parce que l'organisme s'est assimilé l'*affection*. Dans le second cas, il y a le contraire de l'immunité, parce que l'organisme s'est assimilé la *disposition* à l'affection.

La concision de la dernière proposition qui précède, nous

oblige à la développer à part comme il convient qu'elle soit comprise.

Dans le premier cas, disons-nous, « l'organisme s'est assimilé *l'affection*, » ajoutons, à l'état de semence morbide. Après le développement de cette dernière, la disposition générale correspondante (tempérament) s'est établie. Mais cette disposition à une affection *qui a déjà eu cours* reste le plus souvent sans objet et comme non avenue, d'où l'immunité.

Dans le second cas, « l'organisme s'est assimilé la *disposition*, » ajoutons, générale correspondante (tempérament) à l'affection. Cette disposition ici, tant qu'elle n'est pas satisfaite, reste donc bien à l'état de *prédisposition* par opposition à la première qu'on pourrait appeler au contraire une *post-disposition*. De là, pour des motifs inverses, absence d'immunité.

Dans ce second cas, il est cependant permis d'augurer que lorsque la disposition à l'affection aura été du premier coup *largement satisfaite*; il pourra en résulter aussi, en fin de compte, immunité tout au moins relative.

L'expérience répond affirmativement, comme on sait, témoins certaines prédispositions rhumatismales, héréditaires non douteuses, et qu'*une première attaque* longue et sur-intense et de plus radicalement guérie, anéantit le plus souvent pour longues années et quelquefois pour le reste de l'existence.

c. Traitement en Phlegmasi-toxie.

134. Comme caractère de premier ordre et en même temps justificatif des vues qui précèdent concernant l'histoire particulière de Phlegmasi-toxie, le *traitement* vient naturellement clore la liste.

Pour commencer, et à n'envisager dans Phlegmasi-toxie que sa nature de fond proprement dite ou *mixte* (88), il ressort que son traitement doit partager en proportions correspondantes de ceux de Phlegmaise et d'Intoxie. C'est pourquoi, suivant les cas (bénins ou malins, 95), médication devra tantôt être purement expectante et tantôt essentiellement agissante. D'accord en cela avec l'expérience.

De plus, lorsqu'il s'agira d'agir, ce sera naturellement à une médication *mixte*, c'est-à-dire tenant le milieu entre les anti-composants directs (évacuation sanguine) et les anti-décomposants directs (quinquina) qu'il faudra avoir recours. Ce qui est du ressort des *Evacuants*, des *Révulsifs*, des *Toniques*, etc.

Remarquons tout de suite que par les moyens dépendant du traitement qui précède, et quel que soit le soin avec lequel l'art sache les combiner et les mitiger l'un par l'autre, ce n'est toujours là qu'un à peu près en regard de ce composé naturel, non seulement *exactement mitigé*, mais encore franchement distinct du reste morbide ou, en un mot, *spécifique* (126).

Un tel traitement ne répond donc qu'en partie à la nature de Phlegmasi-toxie. Et c'est là ce qui fait que dans les affections du genre qui nous occupe, lorsque (ce qui n'arrive que trop souvent), la thérapeutique n'a à son service que les moyens qui précèdent, elle se montre seulement *palliative* et, par suite, impuissante la plupart du temps à enrayer la marche du mal qui persévère en dépit de tout et dont l'arrêt définitif salutaire est toujours beaucoup plus tôt spontané qu'un résultat thérapeutique.

Disons-le sans hésitation, parce que cela ressort des prémisses qui précèdent, les moyens capables de guérir ici dans l'acception du terme (moyens quels qu'ils soient d'ailleurs, dont l'*existence dans la nature* est affirmée par le fait même des affections du genre actuel) sont ceux dont la vertu médicatrice se trouve correspondre exactement en efficacité tout à la fois à la *nature mixte et au siége* du composé morbide.

Arrêtons-nous quelques instants sur cette particularité qui en vaut la peine, et montrons, en invoquant ce que nous connaissons des caractères de Phlegmasi-toxie que ce n'est, en effet, qu'en satisfaisant à la double indication que nous venons d'énoncer que la médication ici peut-être dite véritablement appropriée à la nature morbide, peut être dite, en un mot, *spécifique*, comme cette dernière.

Pour ce qui est de la nécessité imposée au médicament de correspondre en efficacité à la nature du composé envisagé comme fond. Cela va de soi et n'a pas besoin de justification particulière. Mais si Phlegmasi-toxie tire sa nature mixte ou de fond de combinaison en proportions égales entre Phlegmasie et Intoxie (79 *et sq.*), *elle n'existe*, à proprement parler, ou si l'on veut, elle n'apparaît comme forme proprement dite, qu'à la condition *d'avoir priis siége* quelque part (96 *et sq.*).

Et sous ce dernier rapport, nous avons reconnu que ce qui la distingue spécialement, c'est d'abord de se manifester par généralisation localisée et erratique sur un système (*loc. cit.*) ; d'où, par suite, autant d'expressions morbides *spéciales* que de systèmes organiques spéciaux ; puis, dans chaque système, autant d'expressions morbides spécifiées, ou enfin *d'espèces* proprement dites que d'éléments anatomiques particulièrement malades (*loc. cit.*), etc. Toutes considérations bien propres à montrer de quelle importance est la circonstance du siége dans Phlegmasi-toxie, puisqu'elle y sert d'abord à spécialiser, puis à individualiser ou, encore une fois, à *spécifier* la nature fondamentale morbide (126).

Rappeler ceci, c'est rendre palpable du même coup que médication, dans Phlegmasi-toxie, ne doit donc pas se proposer d'attaquer seulement la nature fondamentale (mixte) de la maladie, mais bien tout à la fois la nature fondamentale, et surtout ce que celle-ci retient en propre comme *siége*. Pourquoi enfin la médication doit être ici *spécifique*, comme la maladie qu'elle se propose de détruire.

Ce qu'elle ne saurait se flatter de réaliser qu'à la double condition, comme nous le disions en commençant, de correspondre en efficacité tout à la fois *à la nature mixte du composé et à son siége*, ce dernier mot comprenant essentiellement, cela va de soi, le siége élémentaire ou spécifique (*loc. cit.*).

Partant de là, nous pouvons donc définir *les médicaments spécifiques* : « Agents dont l'efficacité curative « correspond tout à la fois à la nature morbide fonda- « mentale et à son siége élémentaire (*). »

Lorsque de tels agents médicamenteux sont trouvés

(*) De même que nous pourrions définir parallèlement *les maladies spécifiques* : « Affections mixtes comme nature fondamentale (phlegmasi- « toxique) et spécifiées comme siége. »

(et pour ce faire il appert que si notre théorie y conduit, *l'expérience raisonnée* peut seule en procurer la réalisation), la guérison est véritablement réelle, c'est-à-dire *sûre*, *immédiate* et *complète*. Ce qui est le triple criterium, peut-on dire, de tout agent vraiment curatif.

A titre de données confirmatives de ces éléments de thérapeutique spécifique, c'est ici le cas de faire ressortir en quelques mots combien, sous le rapport de la nature fondamentale en fonction du siége, de même que sous le rapport de la médication, Phlegmasi-toxie diffère radicalement de ses éléments générateurs : Phlegmasie et Intoxie.

a. A commencer par Phlegmasie (et il reste sous-entendu que nous ne parlons ici que des cas connus dans la pratique sous la désignation de phlegmasie *franche*, pour nous *simple*, V. 41 *et sq*.); l'observation apprend que quel qu'en soit le siége, les phénomènes qui la traduisent se résument invariablement, degré à part, dans lésions *quantitatives*; d'où la phénoménanisation organique (générale ou locale) qui se décompose dans les termes consacrés : tuméfaction, rougeur, chaleur, etc. (Voir, pour le reste des caractères, *loc. cit.*). Toutes particularités tellement certaines et caractéristiques de Phlegmasie qu'on ne saurait concevoir cette dernière sans elles, pas plus que celles-ci sans la première.

La raison physiologique, suivant nous, de cette uniformité vient de ce que Phlegmasie n'est en définitive, exagération à part (exagération que traduisent suffisamment les caractères ci-dessus), que composition organique

cette condition *élémentaire* de toute organisation (6), et
la même, par conséquent, dans toutes les parties.

C'est là ce qui fait que Fièvre inflammatoire ne diffère
pas *essentiellement* de Phlegmasie locale; à preuve
que cette dernière pourrait être appelée tout aussi exactement: Fièvre inflammatoire locale; que phlegmasie du
poumon ne diffère pas *essentiellement* de phlegmasie
du foie; celle-ci de phlegmasie du rein, du cerveau,
du parenchyme cutané, etc., etc.

A coup sûr, chaque siége particulier apporte bien
des modifications plus ou moins nombreuses au tableau
phlegmasique en rapport. Mais ce sont là seulement de
simples variantes d'un phénomène toujours et partout
le même. En d'autres termes, chaque phlegmasie de
siége différent a bien quelque chose de *spécial ;* mais
elle ne comporte, à cause de cela, rien de *spécifique.*

L'uniformité que nous venons de mettre en relief à
l'égard de Phlegmasie envisagée dans sa nature fondamentale en fonction du siége se retrouve, comme elle
devait se retrouver, en effet, à propos du traitement.

C'est pourquoi, une phlegmasie étant donnée, phlegmasie franche, bien entendu, quelque soit son siége ou
plutôt *abstraction faite* de son siége ; ce seront toujours
les mêmes moyens comme fond d'action, qui viendront
en première ligne et auxquels il faudra songer tout
d'abord ; en supposant bien entendu, que *l'expectation*
qui est ici de règle générale (*loc. cit.*), ait été reconnue
insuffisante, à savoir : les moyens anti-phlogistiques ;
pour nous *anti-composants;* en tête desquels se place

l'évacuation sanguine en nature (*loc. cit.*). Et pourvu qu'on sache ou qu'on puisse toujours manier ces moyens en les appropriant aux exigeances spéciales du cas parti-culier, on est certain de guérir dans l'immense majorité.

b. Les mêmes remarques concernant Phlegmasie, on peut, en tenant compte de l'inversité de nature fonda-mentale, les appliquer à Intoxie.

Cette dernière, elle aussi, est toujours la même par-tout, c'est-à-dire abstraction faite, comme dessus, des particularités spéciales qu'elle tire de son siége, mais particularités qui n'ayant rien de spécifique ne sauraient dominer le fond. Et, en effet, quelque soit son siége, on a constamment, degré à part, lésions *qualitatives;* allure pertubatrice en rapport, etc. (49 *et sq.*).

La raison en est que décomposition organique dont Intoxie n'est que l'exagération portée au degré mor-bide (*loc. cit.*) est, aussi bien que composition organique, son antagoniste, une condition *élémèntaire* de toute organisation (6) et qui se retrouve, à ce titre, identique à elle-même dans toute les parties de l'organisme.

A l'adresse d'une nature morbide à laquelle le siége n'apporte rien *d'essentiel;* nous devons retrouver, comme à propos de Phlegmasie, un seul ordre de moyens, comme remède.

C'est, en effet, ce qui a lieu. Puisque on sait que Quinquina, que l'expérience place depuis longtemps et de plein droit à la tête des remèdes dirigés contre Intoxie guérit cette dernière *cito et tuto* dans tous ses siéges possibles; voire même abstraction faite de toute notion

relative au siége. Pourvu que le diagnostic de fond ait
été justement porté.

Notons, en passant, que c'est donc parfaitement à tort
que bon nombre de thérapeutistes imposent l'épithète
de spécifique au médicament que nous venons de citer.
Partant de la définition ci-dessus et que nous croyons vraie,
Quinquina, comme médicament, est tout l'opposé des
spécifiques. Puisque tandis que ceux-ci ne guérissent,
nous venons de le démontrer, qu'autant qu'ils sont exactement appropriés non seulement à la nature de fond, mais
encore et surtout au siége morbide ; lui, au contraire,
guérit en l'absence de toute notion touchant cette dernière
particularité, c'est-à-dire uniquement pourvu qu'il réponde et parce qu'il répond exactement en efficacité à la
nature de fond ou intoxie.

Et puisque nous avons dit plus haut que cette dernière est la même dans tous les points de l'organisme,
il en résulte implicitement, pour quinquina qui la guérit dans tous ses siéges possibles, que celui-ci, loin
d'être un spécifique, c'est-à-dire le médicament exclusif
de tel ou tel point de l'organisme intoxiquement malade,
est au contraire, dans ces cas, un remède de tout
l'organisme indistinctement. Ou en d'autres termes, un
médicament *totius substantiæ*, absolument comme la
nature morbide qu'il est chargé de combattre. Absolument encore aussi, comme les anti-composants (anti-
phlogistiques), la diète, etc., à l'égard de Phlegmasie.

c. Arrivant à Phlegmasi-toxie ; ce que nous en connaissons nous dispense de faire de grands efforts pour

montrer combien sous tous les rapports qui précèdent sont grandes les différences.

Les affections de ce dernier genre, en effet, n'ont de commun que leur nature fondamentale, mixte c'est-à-dire phlegmasi - toxique ; plus les caractères spéciaux en rapport, les mêmes pour toutes.

Mais en dehors de cette communauté de point de départ et de caractères, et, à partir du moment où elles prennent *pied ;* elles ne se ressemblent plus du tout. Puisque indépendamment de ce que la simple différence d'un système à l'autre leur impose d'abord en fait de physionomie spéciale, telles que *Catarrhe, Rhumatisme, Exanthème, Névrosie,* etc. ; il y a encore, pour un même système organique, et suivant l'élément anatomique particulièrement malade du système, des différences considérables et les seules vraiment essentielles en pratique ; ou ce à quoi elles doivent enfin leur forme spécifiée ou nature spécifique (126 *et sq.*).

D'où il ressort, en ce qui touche le moyen thérapeutique, qu'il faut de toute nécessité que ce dernier réponde en efficacité à la nature morbide, mixte, envisagée non seulement comme fond et forme spéciale, mais encore et surtout réalisée dans l'élément anatomique particulier qu'elle s'est choisi ; et plus encore, dans certains cas, dans la région particulière occupée par l'élément malade.

C'est là pourquoi non seulement les remèdes efficaces contre catarrhe, seront impuissants contre rhumatisme ; de même que ces derniers seront sans action contre exanthème, etc. ; mais pourquoi encore, à n'envisager qu'une même forme spéciale, le remède de catarrhe bronchique, par exemple, sera sans effets avantageux contre catarrhe du gros intestin auquel un autre médicament conviendra plus directement ; ce dernier, à son tour, restant sans action décidée sur catarrhe de l'intestin grêle auquel un autre moyen médicamenteux sera mieux approprié, etc. Item pour rhumatisme articulaire, ou de l'endocarde, ou des enveloppes viscérales, etc. ; pour exanthême varioleux, ou rubéolique ou scarlatineux, etc., etc. Toutes affections réclamant, en un mot, pour être traitées *cito et tuto*, un remède approprié surtout à leur manière d'être comme forme spécifiée.

Comparant au point de vue des indications essentielles la thérapeutique des trois genres morbides qui précèdent, on peut donc dire que tandis que pour Phlegmasie et Intoxie, *le fond est tout et la forme accessoire*. A l'égard de Phlegmasie-toxie, *le fond est accessoire, et c'est la forme qui est tout*.

Dernières conclusions thérapeutiques qui concordent de la manière la plus complète, on le voit, avec celles fournies par la considération des précédents caractères. Si bien que tout ici se confirme l'un par l'autre et se prête un mutuel appui.

Les considérations thérapeutiques que nous venons de présenter touchant les trois genres Phlegmasie, Intoxie et Phlegmasitoxie, nous amènent à formuler la remarque suivante à l'endroit de la Doctrine phlegmasi-toxique, à savoir : que celle-ci, à l'instar de toute doctrine qui, pour être vraie, doit parer à toutes les exigences de la science ou partie de la science qu'elle prétend embrasser, fonde d'elle-même les bases de sa propre thérapeutique.

En effet, en regard des trois genres morbides que nous venons de passer en revue se placent naturellement trois ordres de moyens aussi distincts entre eux, titre et appropriation, que les genres morbides auxquels ils s'adressent, à savoir :

1° Les moyens dits anti-phlogistiques et que nous préférons nommer ANTI-COMPOSANTS, parce que cette dénomination qui les place en face de la nature morbide qu'ils sont chargés de combattre (Phlegmasie) a en même temps l'avantage d'exprimer nettement l'indication fondamentale qu'ils sont chargés de remplir, à savoir : *ralentir la composition.*

On pourrait les subdiviser ensuite en *généraux* et *locaux.* Puis les uns et les autres en *directs;* comprenant l'évacuation sanguine générale ou locale; et en *indirects,* qui se composeraient des purgatifs, des révulsifs, du repos, de la diète, etc.

2° Viendraient ensuite, en face du second genre (Intoxie) les moyens que nous avions autrefois nommés anti-miasmatiques (VOIR notre *Mal de mer,* 1850), et que nous préférons appeler désormais : ANTI-DÉCOMPOSANTS. Appellation qui, elle aussi, en rattachant indissolublement nature morbide et remède, exprime nettement en quoi consiste l'action essentielle de ce dernier, à savoir : *ralentir la décomposition.*

Il va sans dire qu'en tête de ces moyens *directs,* se place le quinquina, puis ses succédanés. Il y faut joindre, dans certains cas, ce que nous appelons les anti-décomposants *indirects,* tels que les toniques, les excitants, etc., et enfin l'alimentation dans une certaine mesure.

3° Viendraient enfin, en regard du genre Phlegmasi-toxie, les moyens SPÉCIFIQUES.

Il conviendrait de les subdiviser tout d'abord en autant de sections distinctes, dites : *Spécifiques généraux,* qu'il y a d'affections phlegmasi-toxiques par rapport à un système organique, spécial, à savoir : phlegmasi-toxie du système muqueux (pulmonaire et digestif); du système fibro-séreux, du système cutané, etc., ce qui aboutirait par conséquent à autant de remèdes dits d'une manière générale : *anti - catarrhal*, *anti - rhumatismal*, *anti-exanthématiques* ou *herpétiques*, *anti-névrosiques*, etc.

Chacune de ces sections devrait ensuite être subdivisée en autant de moyens directement appropriés à tel point ou élément du même système. Ce qui donnerait lieu à autant de *spécifiques spéciaux* ou proprement dits ou encore médicaments *électifs* de l'ordre catarrhal, rhumatismal, exanthématique, etc.

Pour ce qui est de l'obtention de ces derniers moyens, qui lorsqu'ils seront trouvés constitueront le *nec plus ultra* de la thérapeutique, nous ne pouvons que répéter ce que nous avons dit tout à l'heure, à savoir : « que si notre théorie les signale à la « science, *l'expérience raisonnée* peut seule en doter la pratique. »

135. En résumé, nous venons de passer en revue à l'égard de Phlegmasi-toxie, et conformément à notre programme (87) deux ordres de caractères qui se décomposent comme suit :

a. Caractères communs ou de fond, et d'importance seulement relative, savoir : lésions générales parti-quantitatives et parti - qualitatives ; allure mixte entre Phlegmasie et Intoxie ; enfin médication (quant au fond) pareillement mixte, et seulement palliative.

b. Caractères spéciaux ou de forme, et les seuls déterminants comme signification absolue ou de l'espèce, savoir : généralisation localisée et erratique sur un système ; hypercrinie avec produits d'organisation nouvelle ; reproduction nutritive et générative ; cette dernière s'opérant, par réceptivité externe, avec ou sans transmission correspondante (contagion) ou par transmission héréditaire ; enfin tempérament préventif ou prédisposant.

Un tel historique, en y joignant les données confirmatives tirées du traitement, qui, nous l'avons vu, pour guérir *cito et tuto*, doit se trouver en rapport avec la nature de fond, spécifiée comme forme, ou en un mot *spécifique*; un tel historique, disons-nous, est donc complet dans toutes ses parties essentielles.

136. Nous allons ajouter à ce chapitre l'exposé d'un parallèle distinctif entre contagion et infection; parallèle promis, on le sait, et qui trouverait difficilement place ailleurs.

Parallèle distinctif entre Contagion et Infection.

Rappelons d'abord que ces deux caractères appartiennent respectivement à deux genres morbides fort différents, savoir : *Contagion* à Phlegmasi-toxie, et *Infection* à Intoxie.

Rappelons ensuite que Phlegmasi-toxie est reproductible par nature (Voir le résumé précédent), et Intoxie irreproductible par nature, mais transmissible à la condition de faire nombre (76).

137. Cela posé nous suffit pour dire : « Contagion et « Infection sont l'une comme l'autre une transmission « morbide par voie externe; mais tandis que Infection « procède du *nombre* (*loc. cit.*), Contagion procède de « *l'individu* (132, *a* et *b*) (*). »

En ceci gît ce qui différencie essentiellement contagion et infection, car c'est là une différence capitale et qui

(*) On pourrait dire encore : « Infection est une *répétition* morbide ; « contagion est une *multiplication* morbide. »

établit comme un abîme entre l'une et l'autre, ainsi qu'on va le voir.

138. *a. Infection procède du nombre*. Le nombre, ici, doit s'entendre de deux manières ; ou bien de la réunion dans un même lieu et en nombre trop considérable d'individualités intoxiques, de même espèce (encombrement *absolu*) ; ou bien de l'immigration d'une ou plusieurs individualités intoxiques, de même espèce, dans un lieu encombré, c'est-à-dire habité outre mesure, ou incomplètement aéré, etc. ; d'où enfin pour l'espèce intoxique immigrée, un encombrement *relatif*. Dans ces deux cas, le phénomène de décomposition organique émanant de l'espèce intoxique, encombrante par elle-même ou encombrée par l'entourage, acquiert momentanément dans le lieu une importance toute particulière qui se traduit du côté de son produit-principe, le miasme, par une activité insolite en fait de propagation tout à la fois décomposante et conforme au foyer d'origine (74). Telle est l'infection à son point de départ.

Si ce point de départ est vrai, remarquons que puisqu'il se décompose en deux facteurs, savoir : l'espèce intoxique et l'encombrement ; et puisque, d'autre part, espèce intoxique est irreproductible par nature (*loc. cit*) ; il ressort que si l'on soustrait le premier facteur à l'influence du second la transmission qui en résultait devra se trouver annihilée. Il ressort, en d'autres termes, que, infection, en l'absence des conditions d'encombrement (absolu ou relatif) doit se montrer impuissante à se maintenir et s'éteindre forcément plus tôt ou plus tard.

L'expérience, à cet égard, a depuis longtemps répondu par l'affirmative. On peut la répéter tant qu'on voudra soit à propos d'une espèce intoxique quelconque, rendue accidentellement infectieuse par encombrement momentané (absolu ou relatif), ex. : F. typhoïde ; soit à propos d'une espèce intoxique infectieuse d'emblée, à cause d'encombrement originel pour elle, ex. : Typhus. Qu'on isole, en effet, de ses semblables l'une ou l'autre espèce en la plaçant dans un milieu organopathique d'espèces différentes ou mieux encore, non organopathique. Elle pourra bien donner lieu à quelques cas de propagation de voisinage. Mais si l'on a soin d'isoler ces derniers à leur tour ou même, sans cette précaution, si la localité où l'on a transplanté l'espèce infectieuse offre d'excellentes conditions d'exposition, d'aération, etc.; après ces quelques cas (qui ne sont même pas toujours la règle) infection s'éteint spontanément.

Il n'en saurait être autrement, puisque infection, encore une fois, ne dépend pas de reproduction de l'espèce qui se transmet, mais d'encombrement (absolu ou relatif) qui est sa condition de transmission essentielle (137).

Remarquons à l'égard de cette condition (l'encombrement) qu'elle est de celles qu'on peut dire temporaires par nature en tant que de production non nécessaire ou artificielle. D'où il suit que infection peut être taxée en outre de transmission morbide seulement *artificielle* en tant qu'extemporanée.

Et c'est précisément parce que cette condition (l'en-

combrement) est artificielle, que l'art a directement prise
sur elle autant pour la produire de toutes pièces que
pour la détruire ; et qu'enfin il y a possibilité, ainsi que
nous venons de le rappeler, de faire cesser infection, de
s'en rendre maître dans tous les cas et à volonté en
quelque sorte.

139. *b. Contagion procède de l'individu.*

Le contrepied de ce que nous venons d'exposer à
l'égard d'infection est la vérité pour contagion, qui, en
tant que transmission morbide, résulte d'une aptitude
reproductrice, départie à l'espèce (*loc. cit.*). C'est pour
quoi elle procède de l'individu, ce qui veut dire, en
d'autres termes, que sa condition essentielle réside uniquement dans *nature propre de l'espèce qui se transmet*.

Cette nature, comme tout ce qui tient à l'essence
même des choses, étant incessable. C'est là aussi pourquoi contagion, depuis qu'elle est née, s'exerce en permanence et forcément.

Si nous prenons pour exemple l'espèce phlegmasi-
toxique, dite *Variole*, il va être facile de vérifier sur elle
ce que nous venons de dire.

On sait que Variole existe et se transmet durant toute
l'année et indépendamment de toute condition atmosphérique, d'encombrement ou autre. Car ce qui lui suffit,
à Variole, pour se transmettre (comme d'ailleurs à toute
autre espèce analogue en tant que phlegmasi-toxique et
de siége externe (Voir *Phlegmasi-toxie* et 132), c'est
un organisme porteur d'une réceptivité externe *ad hoc*,
organisme, par conséquent, non précédemment conta-

miné, c'est-à-dire non en possession de tempérament acquis et préventif (133).

Or, en présence d'un organisme semblable, *une seule individualité* variolique suffit toujours à l'ensemencement morbide, peut-on dire. Et cela, notez le bien, conformément tout à la fois à notre théorie et à l'observation.

Hâtons-nous d'ajouter que, se propageant dans cette limite conditionnelle strictement nécessaire (une individualité variolique et un organisme non contaminé) variole, cela est évident, n'est et ne saurait apparaître que *sporadique.*

Viennent les conditions atmosphériques (chaud-humide froid-humide), constitutions qui suivant toute probalité, *ont permis création de variole une première fois* (127, petit texte *b*) et la créeraient par conséquent de nouveau au besoin, tandis que de nos jours elles se bornent à favoriser sa réalisation dans le sens d'*éclosion saisonnière* sur une échelle variable (97). Et tout aussitôt, sous l'influence de ces conditions favorables dont le propre en outre est d'agir sur *les masses,* variole, de sporadique qu'elle était, pourra devenir *épidémique,* puis sporadique comme devant, après cessation des conditions atmosphériques mentionnées. Et ainsi de suite.

Contagion, on le comprend, est donc, par opposition à infection, une transmission morbide *naturelle,* dans acception de ce qui est obligatoire et nécessaire ; de ce qui enfin est inhérent à la nature même de la source. Pour la détruire, il va de soi que l'art ne le peut, directement du moins. Pareille tentative n'est réalisable qu'en tournant la difficulté, c'est-à-dire en neutralisant indirectement l'activité de la graine ou semence morbide par l'intermédiaire du terrain.

Traduisez, pour le cas particulier de la Variole : « En « modifiant les organismes dans le sens même du *tempérament* créé par variole ou variolique. »

Sachant d'ailleurs, en conformité de ce que nous avons rappelé plus haut d'une manière générale, à savoir : que le propre des espèces phlegmasi-toxiques qui procèdent de réceptivité externe est de créer un tempérament tout à la fois *acquis* et *préventif* d'une invasion phlegmasi-toxique identique (133).

Et-il besoin d'ajouter que c'est là que se réalisent pour la variole l'*inoculation* ou et avec moins de danger, la *vaccine.*

Le parallèle distinctif entre contagion et infection, établi sur les bases qui précèdent pourrait donner lieu à beaucoup d'autres aperçus d'une utilité incontestable. Nous nous bornons, quant à présent, à ces quelques rapprochements que nous croyons néanmoins suffisants pour justifier la délimitation précise tracée plus haut entre l'un et l'autre caractère.

Parallèle distinctif entre accoutumance et tempérament acquis.

140. Au genre Intoxie, nous avons omis (nous nous en sommes aperçu trop tard pour pouvoir le réparer en son lieu) de mentioner au nombre des caractères secondaires d'Intoxie, ce qu'on nomme *l'accoutumance.*

Nous allons ici réparer aussi sommairement que

possible cette omission, et nous profiterons de la circonstance pour comparer différentiellemement accoutumance et tempérament acquis.

Pour se faire une idée exacte du caractère accoutumance en ce qui concerne les affections du genre Intoxie, il est nécessaire de partir de cette donnée fondamentale, énoncée au commencement de ce travail (Voir *Prélimaires* 6 *et sq.*), à savoir : que composition et décomposition sont les deux conditions internes, organogéniques élémentaires de toute organisation, et que c'est de leur exercice équilibré, en vue du maintien d'un statu quo organique préétabli, que résulte l'état normal ou plus explicitement, l'état *organophysiologique* ; l'organisme étant considéré à son point de vue *statique*, en particulier (Voir *foc. cit.*).

Les conditions, composition et décomposition organiques procèdent chacune d'éléments particuliers et appropriés à leur inversité de nature. Pour l'une et l'autre condition, leurs éléments d'exercice sont en même temps produits d'exercice ou autrement dire *produits-principes* Le produit-principe de la décomposition organique est ce corps nommé miasme organique ou tout simplement Miasme.

Puisqu'il y a une décomposition organique, *normale*, au même titre qu'il y a une composition organique correspondante ; il suit que l'organisme est par lui-même un foyer individuel de décomposition organique, et, d'un autre côté, décomposition organique étant commune à tous les corps organisés sans exception, c'est-à-dire tant animaux que végétaux, tant vivants que morts, il suit que le produit-principe, dit miasme, existe sur tous les points du globe ; il suit enfin, en ce qui touche l'organisme humain en particulier, que ce dernier est *incessamment saturé de miasmes intus et extra.*

Cette saturation qui est la condition d'être nécessaire et habituelle sinon uniforme, de l'organisme, condition par conséquent contre laquelle il est tenu de réagir continuellement et contre laquelle il réagit en effet, grâces à la condition antagoniste (composition organique) et d'où il résulte enfin l'équilibre ad hoc, dit santé ; cette saturation, disons-nous, ne saurait être uniforme sur tous les points du globe. Car il appert que décomposition organique varie considérablement elle-même sur ces différents points, sinon comme nature, absolument parlant, du moins comme quantité, activité, énergie, rhythme des maxima et minima de production, etc., etc.

Il suit de là, en ce qui concerne la saturation miasmatique de l'organisme, saturation normale (car nous ne parlons ici que de celle-là) que cette saturation est susceptible d'osciller dans des limites assez considérables et que l'équilibre y relatif est susceptible de s'exercer lui-même dans des limites fort différentes, quoique compatibles avec le maintien physiologique.

L'homme étant par nature beaucoup plus sédentaire que nomade, il suit qu'au bout d'un temps variable d'habitation au sein d'une localité donnée, et si cette localité n'offre, au point de vue de la décomposition organique, ambiante (présente partout, nous l'avons dit) que des conditions de saturation ordinaires et partant, proportionnelles à la capacité physiologique, un équilibre s'établit, équilibre spécial en tant que conforme au degré de saturation miasmatique de la localité, et procurant un état de santé *ad hoc*, c'est-à-dire santé en rapport avec l'équilibre actuel et subordonné à sa persistance.

Cela posé, nous pouvons définir *l'accoutumance :* « l'équilibre composant et décomposant, ou, si l'on « veut, organophysiologique, en fonction d'un milieu « miasmatique. »

Dans les conditions ordinaires de milieu, autant du côté de l'organisme que du côté de la production miasmatique, l'accoutumance s'établit spontanément et sans phénomènes morbides appréciables. Dans les milieux miasmatiques, au contraire, à caractères tranchés, comme quantité, activité et surtout comme mode de production miasmatique, les milieux *palustres* et *urbains* par exemple, et si l'organisme passe brusquement de l'un dans l'autre, l'accoutumance spontanée est l'exception, tandis que l'accoutumance précédée d'état maladif du genre Intoxie est la règle. Cet état maladif, conforme en général par ses caractères d'espèce à la source productrice, est donc tout à la fois l'effet du défaut d'accoutumance et le moyen d'acheminement à celle-ci, qui différera, cela va sans dire, de l'accoutumance qui précédait et dont elle prend la place.

Il arrive cependant fort souvent que l'état intoxique survenu au sein d'un milieu nouveau et résultat du défaut d'accoutumance, loin d'offrir les caractères des espèces intoxiques propres au milieu nouveau, offre les caractères d'espèces intoxiques différentes. C'est ainsi qu'un émigrant d'une contrée palustre dans une localité urbaine s'y trouve atteint d'une espèce intoxïque inter-mittente ; tout comme par réciprocité, un émigrant d'une localité urbaine dans une contrée palustre peut y être pris d'une espèce intoxique continue ou sub-continue.

Pour comprendre la possibilité de ces résultats, il suffit de se rappeler que chaque milieu miasmatique tranché imprime à l'organisme, pour prix de l'accoutumance, un mode d'équilibre organophysiologique, nécessai-rement en rapport avec la production miasmatique ambiante, envisagée dans la formation des degrés de saturation maxima et minima (mode typique de satu-ration) ; mode d'équilibre organophysiologique d'autant plus prononné, cela se conçoit, que le séjour à été plus prolongé ; mode d'équilibre enfin que l'organisme im-porte avec lui et suivant lequel il réagit dans le milieu nouveau pendant un certain temps. C'est là pourquoi, en général, un habitant palustre, réagit d'abord inter-mittemment au sein d'un milieu urbain ; de même qu'un habitant urbain, réagit suivant le type continu ou sub-continu, au sein d'un milieu palustre.

Ce désaccord entre le milieu actuel et le mode de réaction, conforme au contraire au milieu qui a été abandonné et parfois depuis longues années, a souvent fait croire à une importation miasmatique ou encore à une sorte *d'incubation* extra-prolongée. Interprétation complètement fausse, puisqu'il ne saurait s'agir d'importation dans ce sens en ce qui concerne le miasme, ce produit-principe, dont l'organisme est coutumier et dont il est saturé intus et extra dans un renouvellement incessant; puisque d'autre part, pour ce qui est de l'incubation, celle-ci appartient en propre aux affections *spécifiques* auxquelles Intoxie est complétement étranger, et qu'enfin, le fait que cette interprétation signale s'explique très-naturellement par une persistance exagérée outre mesure du mode réactionnel contracté dans le milieu primitif.

Nous bornons là ces considérations et passons immédiatement au rapprochement comparatif entre *accoutumance*, telle que nous venons de l'étudier, et *tempérament acquis* que nous avons étudié (Voir plus haut, 133). Etant bien entendu, d'autre part, que la première concerne les espèces morbides du genre Intoxie, et le second les espèces du genre Phlegmasi-toxie (V. *loc. cit.*).

L'accoutumance est le résultat d'affections de tout ou partie de l'organisme indistinctement, c'est-à-dire non spécifiques. Elle peut encore survenir en l'absence de tout état morbide préalable (Voir plus haut).

Le tempérament acquis succède aux affections de siége exclusif sur tout ou partie d'un système organique (spécifiques). Il ne survient jamais sans état morbide préalable.

L'accoutumance est relative au milieu actuel, et nullement à l'espèce morbide antécédente. C'est pourquoi, une fois établie et avec ou sans état morbide antécédent, elle préserve de toutes les espèces endémiques du milieu, mais seulement dans celui-ci et non dans les autres.

Le tempérament est relatif à l'espèce morbide antécédente, et nullement au milieu actuel. C'est pourquoi il ne préserve que de cette espèce, mais dans tous les lieux possibles.

D'où il suit, en particulier, que pour une même localité, il n'y a qu'une accoutumance; tandis qu'il y a autant de tempéraments successifs que d'espèces spécifiques différentes.

Enfin, pour un même milieu et toutes choses égales d'ailleurs, l'accoutumance croît en raison directe de la prolongation de séjour; et en raison inverse du degré d'intensité et de la répétition morbides.

Le tempérament croît en raison directe de l'intensité et de la répétition morbides; et en raison inverse de son ancienneté.

CHAPITRE IV.

—

2e GENRE.

BI-PHLEGMASI-TOXIE

—

Ex : *Phlegmasie catarrnale, rhumatismale, diphthéritique, etc.*

141. Pour former ce genre, de même que pour former
le précédent, et par suite encore de sur-augmentation
simultanée de composition et décomposition organiques,
Phlegmasie et Intoxie se sont rencontrées à l'état naissant
et combinées (27). La différence vient de ce que sur-
augmentation, ici, est tout d'abord inégale et au profit
de composition. De là, la prédominance de Phlegmasie
dans le produit commun. Ce que nous avons voulu exprimer par l'expression : *Bi-phlegmasi-toxie (loc. cit.
et tableau I)*.

142. Un autre mode de formation plus naturel à tous
égards, concernant le genre actuel, et dont il a déjà

été fait mention (39, V. *Préliminaires*), consiste à dire que ce genre résulte de combinaison directe entre les deux genres limitrophes, à savoir : Phlegmasie et Phlegmasi-toxie (V. *Tableau II*).

Remarquons tout d'abord que l'expression Bi-phlegmasi-toxie se décompose naturellement comme suit, savoir : *Phlegmasie + Phlegmasi-toxie*, formule dont les deux termes ne sont autres que les genres morbides 1 et 3 (Voir *les chapitres correspondants*).

Et, en effet, si l'on se reporte à ce que nous avons exposé dans le chapitre 3 et ailleurs, touchant la possibilité d'une combinaison entre Phlegmasie et Intoxie, en proportions exactement égales, lesquelles s'équilibrent alors au profit d'un produit correspondant, c'est-à-dire dans lequel on ne trouve plus ni Phlegmasie, ni Intoxie, mais la résultante *ex equo* de ces deux conditions devenues par là indistinctes dans une ou enfin Phlegmasi-toxie. Et si l'on se rappelle qu'une telle résultante est apte, en outre, par l'intermédiaire de ses produits, à se perpétuer dans son espèce indéfiniment et immuablement (*loc. cit.*). On comprend tout aussitôt qu'une telle combinaison s'est nécessairement réalisée à l'origine, *une fois pour toutes;* puis, qu'à titre d'élément composé, il est vrai, mais nonobstant tout aussi durable désormais que ses éléments primitifs, elle a acquis le droit de se combiner elle-même à nouveau, dans son espèce, et toutes les fois que de raison.

Ceci suffit pour faire comprendre, ce qui deviendra encore plus évident tout-à-l'heure, savoir : que le genre

Bi-phlegmasi-toxie peut être considéré comme résultant d'une combinaison directe entre Phlegmasie et Phlegmasi-toxie ; qu'il peut enfin, comme nous le disions plus haut, être ramené à la formule *Phlegmasie* + *Phlegmasi-toxie.*

143. Nous venons de dire que, dans le composé Bi-phlegmasi-toxie, l'excès phlegmasie est combiné. Mais il tombe sous le sens que l'affinité qui le relie ne saurait être aussi intime que celle qui existe entre Phlegmasie et Intoxie déjà combinées *ex æquo.* Ce qui fait que cet excès, bien que combiné, reste en même temps *distinct*, et distinct, par suite, comme excès et comme *nature.* Toutes déductions que met suffisamment en lumière la simple inspection de la formule y relative, ci-contre, savoir : Phlegmasie + Phlegmasi-toxie.

144. Il est donc permis d'admettre en conséquence que le genre actuel reconnaît à sa composition deux natures constitutives, *principales au même titre*, en tant que simultanéité d'apparition et indépendance réciproque, ou, ce qui revient au même, reconnaît une nature principale *primitivement double et distincte*, à savoir : phlegmasique et phlegmasi-toxique.

D'où il ressort théoriquement que les affections de ce genre devront offrir au début les caractères à la fois de Phlegmasie et de Phlegmasi-toxie. Ce qui, rapproché de ce que nous connaissons à l'égard de ces genres, nous permet d'établir que l'expression totale devra accuser *au principal et tout à la fois :*

a. Un état général de nature inflammatoire ou mieux

un fond inflammatoire plus ou moins franc et correspondant à élément Phlegmasie en excès (*).

b. Une détermination locale, comme on l'appelle ; siégeant en puissance sur la totalité d'un système organique et erratique comme manifestation sur ce système (généralisation localisée et erratique sur un système, 104) ; de plus, hypercrinique avec produits d'organisation nouvelle, etc.; tous caractères qui, joints à ceux que nous indiquerons tout-à-l'heure, font que la dite détermination ressortit directement à genre Phlegmasi-toxie. (VOIR *ce genre, loc. cit.*).

Fond inflammatoire et détermination locale, qu'on le remarque bien, n'apparaissant pas successivement et *se compliquant* ensuite l'un par l'autre, ainsi que cela arrive en d'autres circonstances, mais liés ensemble et ne faisant primitivement *qu'un tout morbide;* sans rien abdiquer pour cela de leur indépendance réciproque (144) et des conséquences qui en résultent, ainsi que nous allons le dire.

145. Il faut ajouter, en effet, comme corollaire des caractères qui précèdent, la tendance continuelle des affections de ce groupe à *osciller* perpétuellement pendant leur durée entre leur double nature constitutive, Phlegmasie et Phlegmasi-toxie.

(*) Remarquons que le siége d'élément Phlegmasie (le fond) n'est point choisi ici arbitrairement, puisque l'élément congénère, siége *en principe* sur un système organique et qu'il n'y avait plus dès lors pour siége de l'autre élément que le reste de l'organisme ; soit l'organisme entier moins le système localisateur.

Cet autre caractère est fort important. Nous allons l'examiner dans son point de départ ou motif, ses causes et ses conséquences générales.

Le point de départ de l'oscillation caractéristique du genre qui nous occupe se trouve tout naturellement dans le pathogénisme particulier qui préside à la formation de ce genre.

Car, si les trois genres morbides, précédents, savoir : Phlegmasie , Intoxie et Phlegmasi-toxie, possèdent, comme nous l'avons vu, des caractères nettement détachés autant qu'invariables au principal pendant toute leur durée (anomalités à part); cela tient, sans contredit, au pathogénisme primitivement en rapport, pathogénisme qui fonde pour chacun d'eux une nature unique au principal, à savoir : franchement uni-conditionnelle, pour les deux premiers genres; et franchement bi-conditionnelle pour le troisième. Puisque chez ce dernier les deux conditions Phlegmasie et Intoxie, réunies en proportions exactement égales, s'équilibrent mutuellement et se constituent, par là, à l'état de composé un et stable, comme apparition et manifestations principales (Voir *Phlegmasi-toxie*).

Pour des raisons inverses, c'est-à-dire par cela même que le genre actuel résulte d'une composition phlegmasi-toxique, constituée de manière à aboutir du premier coup à deux natures principales au même titre, comme simultanéité et indépendance réciproque; l'une Phlegmasie , l'autre Phlegmasi-toxie (144); il suit que ces deux natures sont tout à la fois réunies et distinctes;

fondues en un tout et prêtes à s'abandonner. De là, d'une part, composition morbide, une comme apparition, double comme manifestation, et, d'autre part, expression ultérieure instable, c'est-à-dire susceptible, après le début, d'osciller alternativement, tantôt dans le sens phlegmasique, tantôt dans le sens phlegmasi-toxique.

146. Voilà pour le motif ou possibilité théorique du caractère oscillatoire annoncé. Quant à ce qui est des causes ou conditions réalisatrices de ce caractère, celles-ci sont évidemment les mêmes que celles qui ont donné lieu à la production du composé actuel dans ses éléments constitutifs. Nous voulons dire que les conditions dont il s'agit, après qu'elles ont réalisé Phlegmasie + Phlegmasi-toxie, continuent de s'exercer, sauf que pour des motifs qu'il est inutile de préciser, ce sont, tantôt les conditions phlegmasiques qui l'emportent un peu plus ou un peu moins sur les conditions phlegmasi-toxiques, et tantôt celles-ci sur celles-là. De là, par conséquent, des augmentations et des diminutions correspondantes du côté des natures constitutives de l'affection.

147. Enfin, en ce qui concerne les conséquences générales de cette oscillation, ces conséquences consistent en ce que les manifestations principales en rapport, à savoir : fond inflammatoire et détermination locale, bien que liés ensemble, au début, comme nous venons de le dire, deviennent ensuite tour à tour le point de concentration du processus morbide.

Avec cette différence que, lorsque l'augmentation a lieu dans le sens phlegmasique, la nature de fond gagne en franchise inflammatoire et, avec elle, la détermination locale qui, par suite d'une sorte de compensation de ce côté devenue inévitable, perd de son importance en proportion, comme nature phlegmasi-toxique.

Tandis que, lorsque l'augmentation a lieu dans le sens phlegmasi-toxique, c'est, au contraire, la détermination locale qui se caractérise de plus en plus comme espèce proprement dite (catarrhale, rhumatismale, etc.); pendant que nature de fond, par compensation inverse, s'annihile proportionnellement en tant du moins qu'inflammatoire.

En résumé, on le voit, les oscillations morbides dont nous venons de préciser le motif, les causes et l'expression se déduisent directement du pathogénisme propre au genre morbide qui nous occupe. D'où il suit qu'elles acquièrent à l'endroit de ce dernier une haute importance en devenant dès-lors tout à fait caractéristique de ce genre.

148. Posons donc en principe que ce qui distingue les affections du genre Bi-phlegmasi-toxie, ce sont, au début et tout à la fois : *a.* Un fond de nature inflammatoire ; *b.* Une détermination locale de nature phlegmasi-toxique. Deux premiers caractères qui, à cause de leur simultanéité d'apparition, rendue obligatoire par la composition pathogénique (144) sont principaux au même titre et, par suite, *nécessaires l'un et l'autre*, comme valeur diagnostique. Ce sont, après ceux-là ; *c.* des oscillations alternatives tantôt dans le sens phlegmasique franc, tantôt dans le sens phlegmasi-toxique pur.

C'est là pourquoi nous avons donné à ce genre l'épithète de *mixte-instable* ou encore de *mixte-oscillatoire*. Par opposition à genre Phlegmasi-toxie, dit : mixte-stable. (Voir *Tableau I*).

Nous pourrions, au moyen de formules d'une grande simplicité, montrer que le sens des oscillations du genre qui nous occupe ne peut qu'être conforme à l'expression alternative que nous en avons donnée.

Soit *(phleg. $\times$ int.)*; le genre Phlegmasi-toxie proprement dit ou combinaison phlegmasi-toxique *ex œquo*.

Bi-phlegmasi-toxie, conformément à ce qui vient d'être développé touchant la double nature de ce composé, peut donc être représenté par la formule :

$$phleg. + (phleg. \times int.).$$

Dans cette formule, ajoutons 1 *phleg.* Elle deviendra :

$$2\ phleg. + (phleg. \times int.).$$

C'est-à-dire un composé éminemment phlegmasique et, par contre, d'autant plus affaibli comme phlegmasi-toxie *ex œquo* que phlegmasie y existe en quelque sorte deux fois ; traduisez : avec une intensité double de phlegmasi-toxie. Ce qui implique que le composé total perd des caractères qu'il devait à Phlegmasi-toxie *ex œquo* pour revêtir en proportion ceux de la nature momentanément prédominante (phlegmasie) ou ce qui revient au même, que fond et détermination locale deviennent phlegmasiques en proportion (146).

Dans la même formule : *phleg. + (phleg. $\times$ int.)* ; augmentons, au contraire, d'une unité la seconde nature morbide ou, ce qui revient au même, supprimons *phleg.* Le composé primitif se trouvera réduit à Phlegmasi-toxie *ex œquo* qui, comme espèce, absorbera à lui seul le processus morbide et se caractérisera en proportion, ainsi que cela a été établi (*loc. cit.*).

149. Après les trois caractères fondamentaux qui précèdent et qui sont toujours suffisants à diagnostiquer l'affection comme genre. Les caractères suivants, quoique pouvant à priori se déduire de ceux-là, nous ont paru nécessiter une mention spéciale à cause de leur utilité pour notre prochaine analyse vérificative.

a. La marche. Si l'on se rappelle que Phlegmasie est franchement continue, et Phlegmasi-toxie tantôt continue, tantôt intermittente non périodique (44-94). On comprendra que le produit de leur combinaison devra comporter au début, une marche en général *franchement continue*. Puis coupée, par la suite, par des rémissions et reprises plus ou moins nombreuses et *non périodiques*. Ces dernières devant être rapportées évidemment aux oscillations morbides subséquentes et du fait plus particulier d'élément phlegmasi-toxie. Nous caractérisons cette marche par type *continu rémittent* sans périodicité.

Non que nous prétendions que dans une pareille marche, périodicité ne puisse jamais apparaître. Nous reconnaissons, au contraire, d'accord en cela avec les faits, que cette apparition est fréquente. Mais, conséquent avec nos principes, nous disons que lorsque cette apparition a lieu, cela prouve seulement ceci, à savoir : que fréquemment, ici comme ailleurs, élément intoxie vient se juxtà-poser à l'affection primitive, auquel cas on a alors cette même affection non plus seule, mais *compliquée* d'intoxie. Assertion que médication quinique, efficace dans ce dernier cas seulement, justifie d'ailleurs pleinement, ainsi qu'il nous serait si facile de l'appuyer par des exemples nombreux et concluants tirés de notre propre pratique.

b. Rappelons ensuite que Phlegmasie et Phlegmasi-toxie étant, l'une non contagieuse, l'autre contagieuse dans le cas seulement de siége externe franc (pour ne parler que de ce mode de transmission ; Voir 132, *a* et *b*). Il est permis de penser que dans le genre actuel, au plus prédominera phlegmasie, au plus contagion sera absente. De même que, par réciprocité, contagion sera d'autant plus nette et caractérisée que phlegmasi-toxie prédominera davantage dans le composé et que son siége principal sera franchement externe.

c. Enfin, le propre de Phlegmasi-toxie, en fonction de réceptivité externe, est d'aboutir à un tempérament préservatif d'une seconde invasion phlegmasi-toxique identique (133). Autre caractère qui fait défaut à Phlegmasie. En conséquence, dans toute espèce Bi-phlegmasi-toxique, le tempérament en question sera d'autant plus présent que élément phlegmasi-toxie, dans le cas spécifié ci-dessus, tiendra au cortége le rang principal. *Et vice versa*.

150. A titre de coup-d'œil général et d'acheminement tout à la fois à une vérification plus directe de tout ceci, considérons (considérations qui par anticipation concernent également le genre suivant dit *Phlegmasi-bi-toxie* ; Voir *chapitre* 5), considérons, disons-nous, que la composition de ces deux genres, quelque singulière qu'elle paraisse au premier abord, n'est pas plus difficile à comprendre que celle des genres qui ont précédé. Il y a

plus; il est facile de démontrer en quelques mots que l'admission d'une telle composition est fondée au double point de vue de la théorie et de la pratique.

a. En théorie, du moment qu'on admet avec nous (ce qui, nous le croyons, ne saurait faire difficulté) l'existence des trois groupes sériaires : *Phlegmasie, Intoxie* et *Phlegmasi-toxie.* Ce dernier placé entre les deux premiers et formant série, et se rapportant, comme nous savons, à Catarrhe, Rhumatisme, F. éruptive, etc. (Voir *tableau II*). Il est impossible de ne pas être frappé du double hiatus énorme qui séparerait chaque groupe extrême du groupe moyen-terme, à supposer qu'on voulût limiter la série à ces trois groupes seulement. Et cette conséquence, si peu en harmonie avec les graduations insensibles qui font le caractère inséparable de toute série vraiment naturelle « *natura non saltat.* » suffirait pour conduire à essayer de combler les vides latéraux et à admettre, par suite, comme nous l'avons fait, deux groupes intermédiaires correspondants servant à relier tout le reste.

Voilà pour la théorie.

b. Une telle admission, avons-nous dit, est également fondée en pratique. En effet, si Phlegmasie franche, générale ou locale, puis Intoxication proprement dite, pareillement générale ou locale, et enfin ce que nous groupons sous le titre générique Phlegmasi-toxie, à savoir : Catarrhe, Rhumatisme, F. éruptive, etc., si tout cela, disons-nous, correspond à des états morbides parfaitement incontestables comme réalité de tous les jours.

L'existence d'états morbides, intermédiaires entre ceux-là, n'est pas moins positive, à savoir : que la pratique montre tout aussi souvent sinon plus, des états qui, comme fond, c'est-à-dire par leurs lésions générales *quantitatives* et les autres caractères en rapport, retiennent de Phlegmasie franche; et qui, en même temps, comme manifestation locale (de nature hyper-crinique, etc.), le siége de cette manifestation (un système organique), son allure dans ce système (ambulance), sa transmissibilité (par contagion ou hérédité), retiennent non moins manifestement du catarrhe ou du rhumatisme, ou de l'exanthème, etc.

Ces premiers états intermédiaires correspondent donc fort exactement à notre genre actuel, dit : *Bi-phlegmasi-toxie* (141 *et sq.*).

De même que la pratique montre aussi très-fréquemment nombre d'états de pôle opposé en quelque sorte aux précédents, c'est-à-dire bien évidemment de nature catarrhale ou rhumatismale ou exanthématique par leurs lésions locales, hypercriniques sur un système; erratiques sur ce système; transmissibles, etc., états qui en même temps comme fond, c'est-à-dire par leurs lésions générales, ici *qualitatives* et une allure pertubatrice en rapport, etc., retiennent d'intoxication miasmatique proprement dite.

Ces seconds états intermédiaires sont donc ceux que comprend notre genre suivant (Voir : *Phlegmasi-bi-toxie*).

Ces aperçus pratiques que nous ne craignons pas qu'on

nous conteste, parce qu'ils sont d'observation vulgaire, tendent, comme on voit, la main à la théorie qui précède et autorisent, par conséquent, l'acception entière et définitive des deux composés génériques tels que celui actuel et le suivant. Composés génériques auxquels on donnera le nom qu'on voudra, mais dont l'existence ne saurait être révoquée pas plus en principe qu'en fait.

Pour résumer, à l'aide d'une simple caractéristique tirée tout à la fois de la nature et du siége, la personnalité des deux genres en question (celui du chapitre actuel et celui du chapitre suivant) comparée aux trois genres qui ont précédé, nous dirons :

a. Il résulte de ce que nous avons exposé touchant Phlegmasie et Intoxie, que les affections de ce genre peuvent être dites respectivement des états morbides de *toute la substance* indistinctement, et ne reconnaissant au principal qu'une seule nature morbide (Voir *ces genres*).

b. Quant aux affections du genre Phlegmasi-toxie (Catarrhe, Rhumatisme, F. éruptive, etc.), et eu égard à l'importance dévolue dans ce genre à la condition de siége (Voir *ce genre*), on peut négligeant le fond ne les considérer au principal que comme des affections des *systèmes organiques*.

c. Restent les affections intermédiaires entre celles-là et qui se groupent suivant nous, les unes sous le genre actuel : Bi-phlegmasi-toxie; les autres, sous le genre que nous décrirons tout à l'heure, ou Phlegmasi-bi-toxie.

Eh bien ! ces dernières, au point de vue d'une première nature principale (phlegmasique ou intoxique) seront des affections *de toute la substance* et des affections, en même temps, des *systèmes organiques* au point de vue d'une seconde nature principale (phlegmasi-toxique), c'est-à-dire ou catarrhale ou rhumatismale, etc.

Ou bien, si l'on veut, ce sera des affections *totius substantiæ*, absolument parlant ; mais avec cette restriction importante qu'elles reconnaîtront deux natures distinctes entre elles et comme siége ; natures n'ayant de commun que *leur simultanéité d'apparition*, c'est-à-dire ce à quoi elles doivent d'être principales au même titre au cortége (144).

151. Arrivons à vérification directe de tout ceci, en ce qui concerne *Bi-phlegmasi-toxie*.

Nous nous contenterons d'examiner, à titre de spécimen de ce genre, les composés morbides, désignés sous les noms de *Phlegmasies catarrhale* et *rhumatismale*, en y joignant celui que nous appelons : *Phlegmasie diphthéritique* (Voir *Tableau II*).

152. Pour ne parler d'abord que des deux premiers exemples, on sait que ce qui distingue le cortége des états morbides qu'on s'accorde de nos jours à désigner par les noms de Phlegmasies catarrhale et rhumatismale, c'est tout à la fois : *a.* un état général ou de fond, d'intensité variable, et revêtant le cachet plus ou moins franc de F. inflammatoire ; *b.* plus, une détermination sur l'un des systèmes muqueux ou fibro-séreux, détermination nullement phlegmasique, mais essentiellement hypercri

nique avec produits d'organisation nouvelle, et revêtant comme étendue et ambulance (sur le système localisa-teur), l'allure erratique au plus haut degré. Toutes particularités qui nous permettent, par conséquent, de ramener ladite détermination à notre caractéristique : *généralisation localisée et erratique sur un système*, et de la rattacher, par suite, à notre genre Phlegmasi-toxie (VOIR *ce genre*).

Notons, de plus, toujours à l'appui de la vérification actuelle, que dans lesdits états morbides, l'état général et la détermination locale, bien que positivement combinés à l'origine, à ce point de ne former manifestement au début qu'un tout morbide, se montrent cependant dépourvus de relations *constantes et obligées* l'un avec l'autre, à telle enseigne de pouvoir s'exagérer ou s'atténuer séparément suivant l'intensité éventuelle de leurs conditions respectives. De là, des formes et des oscillations subséquentes tantôt dans le sens phlegmasique franc ; tantôt dans le sens de la détermination locale (phlegmasi-toxique). Le tout enfin conformément à ce qui a été établi par prévision (145 *et sq.*)

153. Dans le but de vérifier plus directement tout ceci, nous allons le préciser en particulier à propos de l'espèce bi-phlegmasi-toxique si commune, dite : *Pneumonie catarrhale* nommée encore fort improprement *Broncho-pneumonie* (1).

---

(1) **Nous** disons que l'expression *broncho-pneumonie*, employée pour désigner la pneumonie catarrhale, est impropre.

En effet, une telle expression, à cause de la désinence du second terme,

Enoncer cet exemple, c'est rappeler, en effet, un cortége morbide primitivement double, c'est-à-dire : dont phlegmasie et catarrhe sur des siéges différents font les frais en commun au début.

C'est pourquoi on a : *a.* un état général ou de fond, de nature inflammatoire, en tant que conforme à celui qui accompagne toute phlegmasie franche du poumon ; *b.* en même temps une détermination broncho-pneumonique, bien positivement non inflammatoire, mais tout d'abord essentiellement hypercrinique du côté des bronches avec produits d'organisation nouvelle du côté du poumon ; détermination étendue par conséquent et du premier coup à une portion plus ou moins considérable et quelquefois à tout un côté de l'arbre bronchique, et enfin erratique sur celui-ci au point de passer parfois d'un côté à l'autre.

Toutes particularités, pour nous, familières désormais en ce sens, que nous les savons complètement étrangères à phlegmasie franche du poumon ou d'ailleurs (Voir *ce genre*) ; et qu'elles ne sont autres que celles que nous avons reconnues à genre Phlegmasi-toxie dont catarrhe fait partie (Voir *chapitre III*).

---

pneumonie, tendrait à faire croire qu'il s'agit d'une inflammation véritable, et inflammation envahissant simultanément les bronches et le poumon lui-même.

Ce qui est radicalement impossible à la nature de l'inflammation franche ou proprement dite, qui lorsqu'elle a son siége sur l'appareil pulmonaire occupe seulement, en effet, l'un ou l'autre de ces points et jamais du premier coup les deux points à la fois.

On sait, en outre, que toute pneumonie catarrhale ayant débuté comme telle ou primitive est susceptible, pendant son cours, de devenir pneumonie franche ou bien catarrhe aigu proprement dit du poumon (Bronchite capillaire généralisée). Double oscillation éventuelle dont nous avons raisonné par avance, possibilité et mécanisme (145).

De plus, et conformément encore à ce qui a été établi (*loc. cit. et passim*) on a ici : marche continue, au début, semée ensuite de rémissions, avec reprises, sans périodisme, sauf le cas de [complication intoxique (149 *a*).

Ajoutons les caractères tirés de contagion qui se montre ici d'autant plus absente que nature phlegmasique est plus présente au cortége, ou bien encore que le siége principal de phlegmasi-toxie sur le système muqueux bronchique est plus intérieur (*loc. cit. b*).

Ajoutons enfin que le tempérament préservatif en retour, manque ici d'autant plus complètement que dans les espèces actuelles l'élément phlegmasie est, en général, prédominant (*loc. cit. c.*).

Au lieu de choisir pour thème de notre vérification l'exemple qui précède et qui a trait plus particulièrement à phlegmasie catarrhale, nous aurions pu choisir une espèce concernant phlegmasie rhumatismale, ex. : *Arthrite rhumatismale.*

Et, à l'égard de ce second exemple, notre vérification n'eût pas été moins facile ; car, pour nous, arthrite rhumatismale est à arthrite inflammatoire franche, d'un côté, et rhumatisme articulaire, de l'autre, exactement ce qu'est pneumonie catarrhale par rapport à pneumonie franche et catarrhe pulmonaire.

Ce simple rapprochement en dit assez.

Il nous a paru utile d'établir le parallèle suivant, qui a pour but de préciser à un point de vue d'ensemble les différences que notre Doctrine, d'accord avec l'observation, conduit à établir entre *la pneumonie franche* et *la pneumonie catarrhale*. Il sera facile de généraliser ensuite cette comparaison à toutes autres espèces du même genre ; sauf le siége différent de nature phlegmasi-toxique.

a. Au point de vue *anatomo-pathologique*, les lésions de la pneumonie franche se réduisent, au principal, dans lésions *quantitatives*, d'abord locales,. puis générales (couenne inflammatoire). Les lésions locales ou primitives, occupent au poumon un siége unique et parfaitement délimité. Leur caractère dominant est de consister en une sur-accumulation de matériaux *normaux* de la composition organique (pulmonaire), sur-accumulation s'exprimant par des caractères variables suivant l'intensité, la durée, etc., de la sur-accumulation elle-même, et comprenant depuis la congestion simple, c'est-à-dire avec intégrité des éléments de composition, jusqu'à la congestion avec destruction de ces derniers ou suppuration. Mais dans tout ceci, et sauf complication, il ne s'agit, encore une fois, que des éléments normaux, c'est-à-dire à l'usage ordinaire de la composition organique (pulmonaire), et on ne saurait trouver ni dans les liquides, ni dans les solides, rien qui puisse être rapporté à des matériaux ou éléments d'organisation nouvelle à proprement dire.

a'. Les lésions de la pneumonie catarrhale sont simultanément de deux ordres, savoir : *quantitatives*, quant à la nature phlegmasique ou de fond et appréciables seulement pendant la vie par la couenne inflammatoire caractéristique ; *parti-quantitatives* et *parti-qualitatives* quant à la nature phegmasi-toxique réalisée ici sur le système muqueux-pulmonaire. Le siége de cette dernière sur l'appareil broncho-pulmonaire est multiple et imparfaitement délimité. En outre, les éléments anatomiques dont ses produits se composent sont par dessus tout de *formation nouvelle*; soit qu'il s'agisse des liquides bronchiques (hypercrinie, pseudo-membranes, etc.); soit qu'il s'agisse des lésions solides ou pulmonaires (carnification entre autres).

b. Au point de vue *symptomatique* ; la pneumonie franche présente au début un seul ordre de phénomènes, qui sont ceux pneumoniques ou locaux. Les signes en rapport assignent à ceux-ci une marche continue depuis le commencement jusqu'à la fin avec des périodes de début, d'état et de déclin, régulièrement successives, et se rapportant à un travail morbide invariablement fixé dans le même point ou local-sédentaire. Plus tôt ou plus tard, éclate un retentissement général, dit fièvre ; laquelle reste tout le temps sous la subordination rigoureuse de la phlogose pulmonaire, en ce sens qu'elle commence et finit avec elle et en reflète fidèlement toutes les variations en plus et en moins. Ajoutons à tout cela une terminaison spontanée heureuse dans l'immense majorité.

b'. Dans la pneumonie catarrhale on a tout à la fois et sans qu'on puisse dire que l'un commence plus tôt que l'autre : état général ou fond phlegmasique, d'une part, et état local ou détermination phlegmasi-toxique sur l'appareil broncho-pulmonaire, d'autre part. De là, une marche continue, au début, marche coupée ensuite par des rémissions suivies de reprises sans périodisme et en rapport probable avec les explosions phlegmasi-toxiques. Car les signes tirés de la détermination locale assignent à celle-ci un siége multiple et de plus, essentiellement variable soit comme étendue, soit comme siége proprement dit, à savoir: que d'un jour à l'autre, souvent même à quelques heures de distance, tel bruit qui occupait le tiers moyen, occupe main-

tenant la base ou le sommet, etc. ; sans parler des cas, à la
vérité plus rares, où les lésions pulmonaires passent en totalité
ou en partie d'un côté à l'autre. Quant à l'état général, celui-ci
est seulement *concomitant* à proprement dire, en ce sens qu'il
se montre fort souvent complètement indépendant de l'état
local pulmonaire. A ce point que tantôt avec un pouls à 100,
120 et plus, les signes pneumoniques sont fort modérés et ne
sauraient, dans tous les cas, rendre compte de la sur-activité
circulatoire actuelle ; tantôt au contraire, avec des signes pneumoniques annonçant que la lésion catarrhale a gagné tout un
poumon, et souvent même, s'est généralisée aux deux poumons,
le pouls est à peine plus élevé qu'à l'état fébrile ordinaire.

Notons en passant que cette discordance apparente entre le
mouvement fébrile et l'état local, discordance qui, pour n'être
pas la règle, n'en est pas moins fort significative, est la démonstration péremptoire de ce que nous nous sommes efforcé d'établir
au commencement de ce chapitre touchant les deux natures
morbides, *principales au même titre* des affections qui nous
occupent. Et d'où il résulte que dans la pneumonie catarrhale,
de même que dans toute affection du même genre, il faut tenir
compte de deux natures morbides, indépendantes l'une de
l'autre, savoir : l'une en rapport avec l'état général ou fond,
l'autre en rapport avec la détermination locale, contrairement à
pneumonie franche qui ne reconnaît qu'une nature morbide au
principal et dans laquelle, par suite, l'état général est *toujours
et seulement l'écho* de l'état local.

Ajoutons enfin, pour compléter la comparaison que dans pneumonie catarrhale, la terminaison spontanée est pour le moins
aussi souvent malheureuse en y comprenant les cas chroniques,
que heureuse.

c. Au point de vue du *traitement,* et dans les cas (qui ne constituent que l'exception) de pneumonie franche où l'art est obligé
d'intervenir, la médication par excellence, parce qu'elle répond
complètement à la nature morbide fondamentale (composition

organique, sur-augmentée) consiste dans l'évacuation sanguine directe, seule ou aidée des anti-phlogistiques indirects, le tartre stibié notamment. Et toutes les fois qu'il y a absence de complication, cette médication guérit *cito et tuto*.

c'. La pneumonie catarrhale réclame une médication active dans la grande majorité. Il faut, en outre, ici de toute nécessité, deux ordres de moyens répondant aux deux natures morbides principales, savoir : 1° moyens dirigés contre la détermination catarrhale. Pour ce qui est de ceux-ci, et jusqu'à ce que nous possédions *le spécifique* reconnu du catarrhe pulmonaire, l'art ne pourra, comme l'expérience l'apprend de reste, que très-incomplètement procurer la guérison de ce côté. -

2° Moyens dirigés contre le fond phlegmasique. Ici l'art retrouve avec avantage les anti-phlogistiques directs et indirects. Hâtons-nous d'ajouter, en ce qui touche les anti-phlogistiques directs (évacuation sanguine), que l'on ne saurait s'en servir qu'avec beaucoup de prudence, et seulement dans les cas particuliers où l'oscillation morbide actuelle prédomine du côté de nature phlegmasique au point de convertir plus ou moins franchement dans le même sens la localisation pulmonaire. Car il ne faut pas perdre de vue que, tandis que dans pneumonie franche où la phlogose locale mise à part, *le reste de l'organisme est sain relativement,* dans pneumonie catarrhale, *tout est malade.*

En outre, tandis que dans pneumonie franche, l'efficacité des anti-phlogistiques directs est acquise en totalité à la phlogose pulmonaire, non seulement sans préjudice, mais au grand avantage au contraire du reste de l'organisme qui se trouve ainsi débarrassé de sa condition morbide principale.

Dans pneumonie catarrhale, et au plus elle est catarrhale, au plus les mêmes moyens restent sans effets avantageux contre la localisation pneumonique. Puisque nous venons de dire que celle-ci ne pourrait céder qu'à son spécifique. D'où il suit que, dans ces cas, toujours à localisation catarrhale à un haut degré, les moyens anti-phlogistiques directs ne sauraient satisfaire qu'à l'indication fournie par le fond phlegmasique seul, mais, ce faisant, en affaiblissant nécessairement en proportions et sans compensation du côté local *les forces radicales*. Et on comprend que pour peu que cet affaiblissement ait été porté trop loin, l'organisme placé sous le double coup d'une débilité générale et d'une localisation viscérale, aggravée encore indirectement, succombe d'une manière inévitable.

C'est dans des cas de ce genre que les Anciens recommandaient avec tant de raison de ménager les forces de l'organisme en n'usant qu'avec parcimonie des moyens de spoliation, tels que l'évacuation sanguine en nature.

On doit ranger encore, suivant nous, dans le genre qui nous occupe, la phlegmasie que nous appelons : *diphthéritique* (Voir *tableau II*).

Cette phlegmasie, qui est connue sous le nom de *Diphthérite*, offre à considérer deux éléments morbides principaux et simultanés, c'est-à-dire éléments encore ici ne se succédant pas à distance et se compliquant, mais nés ensemble et *combinés*. Bien que conservant une indépendance mutuelle et étant susceptibles, par suite, de s'exagérer séparément suivant l'activité des conditions particulières à chacun d'eux. De là, des formes ou seulement de simples oscillations morbides de la même maladie.

Ce sont : *a*. l'élément *phlegmasique*, traduit par un état général ou fond, de nature inflammatoire; *b*. l'élément *phlegmasi-toxique*, exprimé par généralisation localisée et erratique sur un système qui se trouve être encore être ici le système muqueux-pulmonaire, mais avec cette différence que dans le cas particulier de la diphthérite, généralisation localisée intéresse spécialement dans ledit système l'élément anatomique quel qu'il soit, d'où résulte l'exsudation *membraniforme*, caractéristique de ce siége spécial.

Ce double point de départ admis, il suffit de considérer ensuite que, suivant que généralisàtion localisée penche plutôt vers généralisation (sur le système localisateur), le produit membraniforme envahit simultanément ou successivement toute l'étendue du système nasobronchique, y compris les ramifications bronchiques ultimes, ce qui, dans ce dernier cas, donne lieu à l'espèce dite : *bronchite*, ou mieux *pneumonie diphthéritique* ; tandis que dans d'autres cas où le même caractère est plus prononcé comme localisation, le produit membraniforme se limite avec plus ou moins de fixité aux cavités nasale, buccale, pharyngienne, ou laryngienne. D'où les espèces, dites : *Stomatite*, *Pharyngite* et *Laryngite* (angines) *diphthéritiques*.

Du reste, ici comme dans toutes les affections de ce genre, marche continue, au début, puis coupée par des rémissions suivies de reprises sans périodisme. Sauf les cas de complication intoxique.

Et si l'on considère que dans les cas de détermination localisée aux cavités nasale, buccale, pharyngienne ou laryngienne, et eu égard aux communications larges et incessantes desdites cavités avec l'extérieur, il s'agit là d'une généralisation localisée sur une portion muqueuse externe. La conséquence qu'il faut en tirer est que dans ces cas le produit membraniforme (*diphthérite*) à l'instar d'une localisation phlegmasi-toxique externe (éruption) dont il présente en réalité tous les autres caractères, devra être franchement transmissible individuellement par mode externe (contagieux, 148, *b*.). Conformément, par conséquent, tout à la fois à notre théorie et à l'observation.

Notons encore, pour les cas où prédominance reste acquise à l'élément phlegmasi-toxique, cas qui sont ceux conséquemment où l'éruption membraniforme (diphthérite) constitue à elle seule presque tout le cortége, notons, disons-nous, l'apparition d'un tempérament suivi d'immunité à une seconde invasion phlegmasi-toxique identique. Ce qui vient encore ici confirmer les prévisions de la théorie (*loc. cit.; c*).

154. Nous ne devons pas omettre de mentionner, autant à l'égard de phlegmasie diphthéritique et des espèces qui y ressortissent (stomatite, angine, laryngite, correspondantes), qu'à l'égard des phlegmasies catarrhale et rhumatismale précédentes, et notamment de pneumonie catarrhale; que toutes ces espèces jouissent de la double existence *sporadique* et *épidémique*, par cela seul que leurs deux natures constitutives, Phlegmasie et Phlegmasi-toxie en jouissent elles-mêmes.

En effet, nous avons énoncé à l'occasion de Phlegmasie que les espèces de ce genre revêtaient le caractère épidémique pendant le règne des constitutions *à maxima de froid ou de chaud, secs* (48). Et, à l'occasion de Phlegmasi-toxie, que les espèces de ce genre affectaient le même caractère pendant le règne de la constitution mixte : *froid-humide* en particulier (97).

Cela étant, il ressort que les espèces du genre actuel jouiront à leur tour du caractère épidémique toutes les fois que les constitutions ci-dessus viendront à se combiner deux à deux, à savoir : pendant le règne des constitutions chaud-humide ou froid humide, avec *excès* de chaud ou de froid, sur humide.

Nous disons : excès de chaud ou de froid sur humide, parce que si humide venait au contraire à prédominer comme condition sur l'une ou l'autre, au lieu d'avoir les constitutions épidémiques des espèces actuelles, nous aurions les constitutions épidémiques des espèces du genre suivant (Voir *chapitre* 5).

Il est inutile d'ajouter qu'en dehors des constitutions qui précèdent, les espèces actuelles sont seulement *sporadiques*.

Afin de ne pas surcharger de détails l'examen vérificatif actuel, nous avons omis de mentionner au nombre des caractères non seulement de phlegmasie diphthéritique, mais aussi des espèces bi-phlegmasi-toxiques précédentes, savoir : pneumonie catarrhale, arthrite rhumatismale, etc., d'autres caractères que lesdits états doivent encore, ainsi que nous allons le dire, à la présence de l'élément phlegmasi-toxie dans leur composition, savoir : l'existence de lésions *intoxiques* étendues dans une certaine proportion à tout l'organisme.

Ces lésions qui sont, en effet, le partage de tout état morbide dans la composition duquel l'élément catarrhal, rhumatismal ou exanthémateux entre à un titre principal, sont communément désignées par *empoisonnement du sang*. Et c'est d'elles d'où l'on part pour considérer lesdits états comme *spécifiques* à ce point de vue.

Certains auteurs de grand mérite vont même plus loin ; car ils considèrent dans ces cas la jetée ou détermination locale, catarrhale, entre autres, comme un effort critique naturel et dépurateur du sang malade (VOIR *à ce sujet* RILLIET ET BARTHEZ, *Malad. des enfants*, art. CATARRHE).

Quoi qu'il en soit de cette dernière assertion, le fait certain c'est que, dans les états dont il s'agit, l'altération du sang n'est pas douteuse et s'y trouve de plus, en proportion directe de la jetée ou détermination locale.

Remarquons que dans notre Doctrine cette altération du sang, variable et proportionnelle à la détermination locale, est très-légitime par cela seul que dans lesdits états la détermination s'y trouve en rapport avec Phlegmasi-toxie. Ce dernier genre morbide n'étant lui-même qu'un composé *mixte* de Phlegmasie et d'Intoxie. Ce qui signifie implicitement que dans tous les états morbides où Phlegmasi-toxie (sous l'une ou l'autre des déterminations catarrhale, rhumatismale, exanthématique, etc.) se rencontre comme élément principal, les lésions intoxiques générales, dites par nous *qualitatives*, s'y rencontrent nécessairement aussi dans une certaine proportion.

155. Les considérations générales suivantes sur le *traitement* de Bi-phlegmasi-toxie viennent en corollaire de ce qui précède.

Pour être d'accord avec la double nature pathogénique que nous venons de reconnaître aux phlegmasies catarrhale, rhumatismale, diphthéritique, et plus généralement à toute espèce morbide ressortissant à genre Bi-phlegmasi-toxie, le traitement, cela est évident, doit comprendre *simultanément* deux ordres de moyens principaux, savoir : *a.* moyens dirigés contre la nature de fond ou anti-phlogistiques, pour nous anti-composants (VOIR *Phlegmasie*); *b.* moyens dirigés contre la nature phlegmasi-toxique réalisée dans son siége particulier ou moyens spécifiques (134).

Puis, suivant la prédominance ultérieure d'une nature sur l'autre (oscillations morbides, caractéristiques du genre, 148), il faudra insister plus particulièrement ou exclusivement sur les premiers moyens ou sur les seconds. Le tout, sans préjudice des moyens *locaux*, lorsque la localisation phlegmasi - toxique occupera un siége externe et, conséquemment, accessible aux moyens *ad hoc*.

Nous terminons par la remarque suivante, qui domine la thérapeutique des affections du genre qui nous occupe et celle aussi du genre qui va suivre (VOIR *chap.* 5), et que pour ce motif nous ne répèterons pas. C'est que, dans ces affections, médication de fond et médication de forme *marchent de pair*, et ne sauraient conséquemment absorber les indications au profit exclusif de l'une ou de l'autre.

Sous ce rapport, elles diffèrent donc complètement des affections ressortissant aux genres qui ont précédé. Puisque tandis qu'à l'égard de Phlegmasie et d'Intoxie où le fond morbide est seul essentiel (VOIR *chap.* 3 ; 134 *et sq.*) et tandis qu'à l'égard de Phlegmasi-toxie où c'est, au contraire, la forme qui l'emporte (*loc. cit.*); dans les affections du genre actuel et du genre suivant, fond et forme morbides, *sont égaux* devant l'indication thérapéutique. D'où il suit que la médication ne saurait se flatter de guérir ici *cito et tuto*, qu'à la condition exposée ci-dessus de pouvoir faire intervenir *deux ordres* de moyens curatifs correspondants.

Est-il besoin d'ajouter enfin que cela vient en déduction toute naturelle de la nature constitutive des unes et des autres affections, à savoir : que tandis que dans les affections actuelles et celles du genre suivant, fond et forme morbides correspondent respectivement à deux natures constitutives, principales au même titre (Voir 144 et *chap.* 5); dans les trois autres genres, fond et forme morbides sont régis par une nature constitutive simple ou double, mais dans ce dernier cas, unique comme résultante au principal. (Voir *chap.* 1, 2 et 3).

CHAPITRE V.

—

4e GENRE.

PHLEGMASI-BI-TOXIE

—

Ex. : *Fièvres catarrhale, muqueuse, rhumatismale, etc.; Fièvre typhoïde, Typhus, etc.*

156. Une analogie incontestable, quant au mode pa-thogénique et au nombre des éléments constitutifs, existe entre ce genre et le précédent. Ce qui n'empêche pas qu'il n'y ait entre eux des différences profondes.

On peut résumer analogies et différences en disant que ces deux genres reconnaissent une composition phlegmasi-toxique dans laquelle un premier élément constitutif, savoir : Phlegmasi-toxie *ex æquo* est commun; mais tandis que pour genre 2, l'élément congénère était Phlegmasie (Voir *chap.* 4); c'est Intoxie qui est cet élément pour le genre actuel. Là est le point de départ des différences qui séparent ces deux genres.

Nous allons profiter des analogies que nous venons de signaler entre ces deux genres pour glisser rapidement sur les conséquences de détail qui leur sont communes, conséquences déjà discutées à propos de genre 2, et sur lesquelles nous ne pourrions revenir sans nous répéter d'une façon fatigante. En revanche, nous insisterons davantage sur les différences.

157. Pour genre actuel, de même que pour genre 2, dirons-nous, Phlegmasie et Intoxie, nées en proportions inégales, se sont rencontrées et combinées. Sauf qu'ici l'inégalité originelle ayant été en faveur d'Intoxie; de là la prédominance de ce dernier élément dans le produit commun. Ainsi que l'indique l'expression *Phlegmasi-bi-toxie.*

158. Semblablement au genre précédent, il est permis de concevoir le genre actuel, formé de combinaison directe entre les deux genres limitrophes, Phlegmasi-toxie et Intoxie (Voir *Tableau II*). Ce second mode de formation est d'autant plus licite que l'expression *Phlegmasi-bi-toxie* peut être ramenée exactement à la formule suivante : *Phlegmasi-toxie + Intoxie*, formule dont les deux termes correspondent effectivement aux deux genres en question 3 et 5.

Cela posé, et faisant la même série de raisonnement que dans le chapitre précédent (Voir *ce chap.* 141 *et sq.*); on arrive à considérer que dans la formule *Phlegmasi-toxie + Intoxie*, l'affinité qui relie Intoxie en excès ne saurait être aussi intime que celle qui existe entre Phlegmasie et Intoxie déjà combinées *ex equo*. D'où il suit que cet excès, bien que combiné, reste en même temps distinct tout à la fois, comme excès et comme *nature*. D'où il suit enfin, pour conclusion définitive, savoir : que le genre actuel, lui aussi, reconnaît à sa composition deux natures constitutives, *principales au même titre*, en tant que simultanéité d'apparition et indépendance réciproque, ou, ce qui revient au même, reconnaît une nature principale, *primitivement double et distincte*, à savoir : phlegmasi-toxique et intoxique.

159. En conséquence, les affections de ce genre devront donc offrir au début les caractères à la fois de Phlegmasi-toxie et d'Intoxie. Ce qui, rapproché de ce que nous connaissons de ces deux genres et en nous fondant sur le même motif (VOIR pag. 130, à *la note*). nous permet d'établir que l'expression totale devra accuser *au principal et tout à la fois :*

a. Un état général de nature intoxique ou *fond* intoxique ; reconnaissable à des lésions qualitatives étendues à toute la substance, une allure perturbatrice en rapport, etc.; correspondant à élément Intoxie en excès (VOIR *Intoxie*).

b. Une détermination locale sur un système ; hypercrinique avec produits d'organisation nouvelle ; erratique sur ce système, etc. ; correspondant à élément Phlegmasi-toxie (VOIR *ce genre*).

Fond intoxique et détermination locale, conséquemment non *compliqués* l'un par l'autre, ainsi que cela arrive lorsqu'ils se succèdent à distance ; mais ne faisant du premier coup *qu'un tout morbide*. Sans qu'on puisse dire toutefois que l'un est plutôt la raison de l'autre ou celui-ci obligatoirement lié à celui-là. Par le motif, précisément, qu'il s'agit là de deux natures principales au même titre, comme simultanéité d'apparition et indépendance réciproque (158).

D'où il suit enfin que fond intoxique et détermination locale deviennent susceptibles le cas échéant, de dominer tour à tour l'état morbide et de lui imprimer soit des formes plus ou moins tranchées, soit de simples oscillations, tantôt vers une nature principale, tantôt vers l'autre.

160. Ainsi qu'on le voit, le caractère *oscillatoire* appartient à ce genre comme au genre précédent. Ce qui n'a rien d'étonnant puisque nous avons dit qu'ils reconnaissent une composition phlegmasi-toxique absolument analogue (156).

Nous n'avons donc pas à insister sur la raison d'être de ce caractère, non plus que sur ses causes réalisatrices. Toutes particularités suffisamment développées (VOIR *chap. 4; 145 et sq.*). Nous l'examinerons seulement dans ses conséquences particulières au genre actuel.

A cet égard, il ressort que, lorsque l'oscillation a lieu dans le sens intoxique ; la nature de fond gagne dans le même sens pendant que, par compensation inévitable, la détermination locale s'annihile en proportion en tant que phlegmasi-toxie, et revêt, comme lésion locale, tout ou partie des caractères assignés à Intoxie de siége limité ; caractères qui se résument dans désorganisation gangreneuse plus ou moins avancée, mort locale, etc. (Voir *Intoxie*).

Tandis que, lorsque l'oscillation a lieu dans le sens phlegmasi-toxique, la détermination locale se caractérise de plus en plus comme espèce phlegmasi-toxique proprement dite, catarrhale, rhumatismale, etc., pendant que nature de fond s'amoindrit en proportion, en tant du moins qu'intoxie.

De même que dans le chapitre précédent nous allons montrer, au moyen de formules *ad hoc*, que le sens des oscillations du genre qui nous occupe ne peut qu'être conforme à la traduction alternative que nous en avons donnée.

Soit toujours : ($phleg. \times int.$), le genre Phlegmasi-toxie *ex æquo*.

Phlegmasi-bi-toxie pourra dès lors être représentée par

$$(phleg. \times int.) + int.$$

Dans cette formule, ajoutons 1 *int.*, elle deviendra :

$$(phleg. \times int.) + 2\ int.$$

C'est-à-dire un composé où Intoxie existe avec une intensité double de Phlegmasi-toxie ; composé, par conséquent annihilé en proportion comme Phlegmasi-toxie *ex æquo*. Ce qui implique qu'il perd en proportion des caractères qu'il devait à cette dernière nature pour revêtir à la place ceux de la nature momentanément prédominante (Intoxie). Ce qui est évidemment la même chose que de dire que la manifestation locale, primitive, perd de ses caractères propres pour revêtir ceux d'Intoxie localisée (160).

Dans la même formule ($phleg. \times int.) + int.$; augmentons au contraire la première nature morbide ou, ce qui revient au même, supprimons $+ int.$

Le composé primitif se trouvera réduit à Phlegmasi-toxie *ex æquo* qui, comme espèce, absorbera à elle seule le processus morbide et se caractérisera en proportion, conformément à ce qui a été établi (*loc. cit.*).

161. En résumé, ce qui distingue les affections du genre actuel ce sont, au début : *a.* Un fond de nature intoxique ; *b.* Une détermination locale de nature phlegmasi-toxique. Deux premiers caractères, principaux au même titre dans le cortége (158) et, par suite, *nécessaires l'un et l'autre*, comme valeur diagnostique. Puis, après ceux-là, *c.* des oscillations alternatives tantôt dans le sens intoxique pur, tantôt le sens phlegmasi-toxique.

C'est là pourquoi nous avons donné à ce genre l'épithète de *mixte-instable* ou encore de *mixte oscillatoire*, qu'il partage avec le genre précédent (VOIR *chapit.* 4 et *Tableau I*).

162. Après ces trois caractères fondamentaux et toujours suffisants au diagnostic de l'affection, comme genre, nous allons signaler les suivants qui nous serviront pour la vérification de tout à l'heure.

a. La marche.

Élément Phlegmasi-toxie étant continu ou intermittent sans périodicité (94) ; et Intoxie, intermittent périodique (59). La marche de leur composé actuel devra donc être, au début, un mélange de continuité avec exacerbations intermittentes. Ces dernières se trouvant naturellement en rapport avec les explosions intoxiques.

Nous appelons ce type mélangé : type *continu-exacerbant-périodique*. En ajoutant, ce qui va de soi, que pendant le cours de l'affection, les exacerbations seront d'autant plus marquées comme exacerbation et périodicité franche, qu'élément intoxie prédominera davantage dans le composé *et vice versa*.

Nous reviendrons plus loin sur la marche des affections du genre qui nous occupe, envisagée *au début*, et comparée à cette même époque, à la marche des affections du genre précédent.

b. Intoxie est infectieuse à la condition de faire nombre (76). Phlegmasi-toxie est contagieuse dans le cas seulement d'extériorité franche de siége (132, *a.b.*).

Ceci nous apprend de suite que les composés morbides actuels, avec prédominance intoxique, seront principalement infectieux lorsqu'ils feront nombre.

Les composés, au contraire, dans lesquels Phlegmasi-toxie sera prédominante, seront contagieux dans le cas de siége franchement externe, et non contagieux dans le cas de siége opposé.

Enfin, certains composés du même genre, composés dans lesquels Intoxie fera nombre, et dans lesquels, en même temps, Phlegmasi-toxie réalisera un siége externe, pourront se montrer transmissibles extérieurement des deux manières à la fois, c'est-à-dire *contagio-infectieux*.

c. Enfin, le propre de Phlegmasi-toxie, en fonction de réceptivité morbide externe, est de créer un tempérament acquis. D'où immunité, à l'invasion d'une espèce phlegmasi-toxique identique (133). Nous savons, de plus, que ledit caractère fait défaut à Intoxie.

Rappeler ceci, c'est inférer du même coup que les composés actuels à prédominance intoxique seront toujours dépourvus d'immunité acquise proprement dite (qu'il ne faut pas confondre avec *accoutumance*, c'est-à-dire avec cette immunité préservatrice d'Intoxie, non comme espèce, mais en général. V. *chap.* 3 ; 140). Ces composés pourront dès lors, suivant les circonstances, se répéter autant de fois que de raison.

Tandis que ceux à prédominance phlegmasi-toxique conféreront, dans le cas spécifié ci-dessus, une immunité spéciale ou proprement dite.

Pour ne pas surcharger de détails notre vérification prochaine, nous omettons à dessein de mentionner au nombre des caractères appartenant aux affections du genre qui nous occupe, ceux tirés des lésions générales *parti-quantitatives*, c'est-à-dire en partie *inflammatoires*, caractères, à la vérité, seulement accessoires, et qui sont dus, comme nous allons le dire, à la présence d'élément Phlegmasi-toxie dans le composé.

Cette particularité n'est pas nouvelle. Il y a longtemps qu'on a signalé la présence de caractères tenant accessoirement de l'inflammation (Ex. : la production d'une couenne distincte), sinon dans toutes, du moins dans bon nombre de F. catarrhale, muqueuse et surtout rhumatismale, sans en excepter la F. typhoïde elle-même et principalement dans ceux de ces états morbides où la détermination locale, pulmonaire, articulaire, intestinale, etc., atteint un degré de manifestation un peu prononcé. Il y a long-temps qu'on a signalé ce caractère, disons-nous, et, jusqu'ici, la seule explication qu'on en ait donné, c'est que très-probable-ment, dans lesdits états, l'inflammation vient se mettre de la partie, quoique pourtant l'examen le plus scrupuleux n'ait jamais réussi à démontrer concurremment la présence d'un travail local inflammatoire franc.

Notre explication, à nous, est bien simple.

Dans les affections qui précèdent, si des lésions quantitatives apparaissent dans une certaine mesure, cela tient à la présence de l'élément *Phlegmasi-toxie* dans la composition morbide. Sachant d'ailleurs que ledit élément est formé de Phlegmasie et d'Intoxie auxquelles il sert d'intermédiaire en tant que composé *mixte*, et dont il possède, par suite, les caractères dans une égale mesure (Voir *Phlegmasi-toxie*).

Remarquons que par là même que dans le genre qui nous occupe, les lésions quantitatives générales sont en relation de cause à effet avec l'élément que nous disons, il suit qu'il n'est non seulement *pas nécessaire*, pour les produire, d'un travail phlegmasique, local ou autre, mais qu'elles ne sauraient coïncider dans ce cas particulier avec aucun travail de cette nature, ce que confirme l'observation directe.

Il est intéressant de rapprocher la particularité actuelle, c'est-à-dire les lésions générales *parti-quantitatives* (en partic inflammatoires) dans les espèces du genre qui nous occupe, ex. : les F. catarrhale, rhumatismale, typhoïde, etc., de la particularité correspondante, signalée à l'occasion du genre Bi-phlegmasi-toxie et relative aux lésions *parti-qualitatives* (en partie intoxiques) dans les phlegmasies catarrhale, rhumatismale, diphthéritique, etc. (Voir *chap*. IV, 153, *petit texte*).

On peut voir que nous avons expliqué l'existence de ces dernières lésions par la présence aussi de l'élément Phlegmasi-toxie dans la composition morbide (*loc. cit.*).

Il est facile de concilier cette explication unique avec les résultats opposés qui en découlent suivant nous. En effet, dans le genre Bi-phlegmasi-toxie où *le fond est inflammatoire* (144), il est clair que parmi les lésions générales dues à l'élément commun (Phlegmasi-toxie), celles *parti-qualitatives* (intoxiques) tranchant seules sur le reste, seront seules à apparaître.

Tandis que, dans le genre actuel, dit : Phlegmasi-bi-toxie où *le fond est intoxique* (159), ce seront, au contraire, et seulement celles *parti-quantitatives* (inflammatoires) qui viendront se mettre en évidence.

Et cela, d'autant plus, dans l'un et l'autre genre, qu'élément commun (Phlegmasi-toxie) ou si l'on aime mieux, la détermination locale, en rapport, sera plus présente.

Ce qui, comme on voit, est tout à la fois conforme à notre théorie et à l'observation qui sont mis ainsi en parfait accord l'un l'autre.

163. Il nous reste à passer de la théorie à l'application vérificative.

Nous ferons remarquer, avant de commencer, que ce travail étant avant tout un exposé essentiellement doctrinal, nous avons dû nous borner aux quelques espèces et types mentionnés au tableau et choisis parmi les plus courants, espérant d'ailleurs qu'il pourra paraître vraisemblable que si notre vérification est reconnue exacte à l'égard de ces exemples pris, pour quelques-uns, parmi les plus complexes, elle le serait pareillement pour tous ceux que l'analogie permet de ranger dans la même catégorie.

164. Nous avons donné au tableau, d'abord les trois espèces, savoir : *F. catarrhale*, *F. muqueuse* et *F. rhumatismale* (VOIR *tableau II*).

165. A commencer par la première, nous rappellerons que toute F. catarrhale se distingue au principal :

a. Par un état général (fébrile ou non) ou *fond* de mauvais aloi, eu égard à l'irrégularité de son allure, eu égard notamment au cortége qui l'annonce et le traduit, et dont les phénomènes principaux sont : abattement, prostration, *désordres* fonctionnels, généraux enfin, que rien ne semble expliquer, rien, sinon l'existence de lésions qualitatives, peu profondes encore, à la vérité, bien qu'occupant déjà (à en juger par l'actualité) *toute la substance* et étant, comme on dit, partout et nulle part.

Témoignages suffisamment caractéristiques d'Intoxie (51 *et sq.*).

b. La F. catarrhale se distingue en second lieu par un état spécial (nullement subordonné au précédent ni le subordonnant, bien *qu'apparaissant en même temps que lui*), comprenant le système muqueux général. Etat ou mieux encore ici, détermination locale manifestement hypercrinique et, de plus, essentiellement erratique sur ce système. Tous phénomènes qui, à eux seuls, autorisent à rallier ladite détermination à notre caractéristique : « généralisation localisée et erratique sur un « système, » et, par suite, à genre Phlegmasi-toxie (Voir *ce genre* et notamment 100 *et sq.*).

Ajoutons maintenant que selon que ce caractère : généralisation localisée, etc. porte plus particulièrement sur muqueuse respiratoire ou bien sur muqueuse digestive, on a, dans le premier cas, comme on sait, l'espèce *F. catarrhale* proprement dite ; et dans le second cas l'espèce *F. muqueuse*.

Nous n'avons donc rien à ajouter ici d'essentiel pour vérification particulière de cette dernière espèce.

166. Conformément, en outre, aux oscillations (phlegmasi-toxiques ou intoxiques) annoncées plus haut (160), on sait que pendant la durée des deux espèces actuelles, il est fréquent de voir tantôt l'élément phlegmasi-toxique (exprimé ici par détermination catarrhale, pulmonaire ou digestive) accaparer à lui seul tout le processus morbide au point de se transformer en catarrhe

proprement dit d'un point ou de l'autre du système localisateur, tantôt l'élément intoxique se comporter d'une façon analogue et convertir l'espèce Phlegmasi-bi-toxique primitive en intoxication proprement dite à cachet typhoïde ou autre, suivant les circonstances.

167. Au lieu de commencer par *F. catarrhale*, si nous eussions pris à partie *F. rhumatismale*, celle-ci n'eût pas moins exactement vérifié nos prémisses. Nous ne craignons pas d'avancer, en effet, que l'analyse qui précède lui est applicable en entier. Le seul point à y changer, plus secondaire que fondamental, puisqu'il ne s'agit en définitive que d'une différence de siége, est de mettre, par rapport à généralisation localisée, etc., au lieu de système muqueux général, système *fibro-séreux* général, et par rapport à détermination, au lieu de catarrhale, mettre *rhumatismale*.

Car, pour nous, F. rhumatismale est à rhumatisme aigu (articulaire ou musculaire), d'un côté, et rhumatisme (articulaire ou musculaire) typhoïde, de l'autre, exactement ce qu'est F. catarrhale par rapport à catarrhe aigu (pulmonaire ou digestif), d'un côté, et catarrhe (pulmonaire ou digestif) typhoïde.

Et ainsi de suite pour les espèces Phlegmasi-toxiques portant par l'élément Phlegmasi-toxie sur un système organique quelconque.

168. *a*. Comme marche, les trois espèces actuelles ont encore cela de commun, savoir : le type dit par nous : *continu exacerbant-périodique* (162 *a*). Nous reviendrons plus loin sur ce caractère.

b. Au point de vue *d'infection*, ce caractère (en rapport chez elles, avec élément Intoxie), n'est douteux pour aucune, dans les conditions d'encombrement.

Quant à *contagion*, l'intériorité du siége de Phlegmasi-toxie, intériorité incomplète pour les deux premières espèces, complète à l'égard de F. rhumatismale (système fibro-séreux), rend compte de son absence aussi bien dans les deux premiers cas que dans le dernier.

Le tout, conformément aux principes posés *(loc. cit. b)*.

c. Enfin, si écartant l'espèce F. rhumatismale à cause de l'intériorité chez elle du siége de Phlegmasi-toxie, nous nous reportons au degré d'intensité relativement assez faible comporté par l'élément Phlegmasi-toxie dans les deux autres espèces, faiblesse relative suffisamment démontrée par la *superficialité* des lésions caractéristiques trouvées dans les systèmes localisateurs : muqueux-bronchique et muqueux-digestif, faiblesse relative prouvée encore par la bénignité habituelle auxdites espèces, on arrive à conclure que c'est à cela que doit être attribué le fait du non établissement d'un *tempérament* préservatif *(loc. cit. c)*, après le développement de ces espèces.

Il est facile de comprendre, en effet, que ledit tempérament qui n'est en définitive que la traduction des modifications physiologico-pathologiques et comme le choc en retour du spécifisme, si l'on peut ainsi dire, attaché à l'établissement de Phlegmasi-toxie sur tel ou tel système organique (*loc. cit.*). Ce choc, en retour, devra donc être proportionnel, toutes choses égales d'ailleurs, au degré d'intensité de la source. Et, par conséquent, léger et éphémère, lorsque Phlegmasi-toxie n'aura été que peu prononcée. Profond et durable dans le cas contraire.

169. C'est là, au surplus, ce que nous allons vérifier tout à l'heure à l'égard de deux autres affections qu'on peut considérer comme l'exagération des précédentes eu égard en particulier à l'accentuation beaucoup plus marquée de la part de Phlegmasi-toxie, et qui sont suivies précisément, comme nous le rappellerons, de l'établissement d'un tempérament préservatif, solide et durable.

170. Auparavant que d'aborder cette dernière partie de notre vérification, nous croyons devoir comparer quelques-uns des caractères du genre actuel avec ceux correspondants du genre Bi-phlegmasi-toxie. Cet examen comparatif très-propre, du reste, à montrer combien encore ici notre théorie concorde avec la pratique et l'éclaire, va comprendre les trois points suivants, savoir: *a.* le début; *b.* l'instabilité morbide ; *c.* le traitement.

171. *a.* Le début des affections du genre actuel, à commencer par conséquent par les espèces examinées plus haut, savoir : F. catarrhale, F. muqueuse et F. rhumatismale, et y compris celles que nous examinerons plus loin, F. typhoïde, entre autres, etc. ; ce début, disons-nous, comporte une particularité pratique bien connue et signalée à l'envi par les auteurs. C'est celle qui consiste en ce que pendant les premiers jours, l'expression morbide,

dégagée de toute continuité bien apparente, se montre presque uniquement réduite à une intermittence simulant l'allure *intermittente franche* ou proprement dite.

Un tel début, on le voit, différencie radicalement les espèces du genre actuel de celles du genre précédent dit : Bi-phlegmasi-toxie (Phlegmasies catarrhale, rhumatismale, diphtéritique, etc.), dont la marche, à ce moment de la maladie, est au contraire *franchement continue* (Voir *chap. IV*, 149 *et sq.*).

La théorie peut-elle rendre compte de cette différence ? Rien de plus facile.

Il suffit de considérer que dans les deux genres d'affections, il y a un élément commun : Phlegmasi-toxie qui, au début, alors qu'il éclot à peine comme détermination locale sur un système ou sur un autre, se trouve par là-même impuissant à donner le pas, si l'on peut ainsi dire, à la marche du cortége ; car c'est seulement un peu plus tard que, pour des motifs inverses, il pourra, suivant son intensité relative, exercer peu ou beaucoup son influence en ce sens. En attendant, restent de part et d'autre, comme action la seule alors véritablement présente, les éléments congénères, savoir : *Phlegmasie*, pour l'un des genres morbides ; *Intoxie*, pour l'autre, c'est-à-dire, d'un côté, l'élément continu par excellence, et, de l'autre, l'élément intermittent périodique.

Partant de là, quoi de plus légitime, du côté des genres morbides correspondants, que leur allure *simple* au début, c'est-à-dire en rapport avec un seul élément morbide ; et, d'autre part, l'allure et la *différence* d'allure, au début, qu'ils présentent.

172. *b*. A l'égard de Bi-phlegmasi-toxie, nous avons établi que les espèces de ce genre, en tant que susceptibles d'osciller entre leurs éléments principaux, atteignaient tantôt le degré phlegmasique franc, tantôt se convertissaient en Phlegmasi-toxie proprement dite d'un système ou d'un autre.

C'est là une double alternative que la pratique de chaque jour justifie, et que nous avons d'ailleurs appuyée sur l'exemple particulier tiré de pneumonie catarrhale (Voir *chap. IV*, 153).

A l'égard du genre actuel dont les oscillations ont lieu entre Phlegmasi-toxie et Intoxie (160), il s'ensuivrait, à priori, cette particularité, à savoir : que le travail morbide, sous quelque physionomie, comme détermination, qu'il apparaisse d'abord, ne peut ici, en aucun cas, atteindre au degré phlegmasique franc, enfermé qu'il est fatalement, pour ainsi dire, entre les éléments constitutifs ci-dessus, étrangers l'un comme l'autre à tout produit phlegmasique.

Cette alternative, obligatoire en quelque sorte, et bien différente, comme on voit, de celle que nous venons de rappeler à propos de Bi-phlegmasi-toxie, est-elle justifiée par la pratique ?

La réponse est affirmative. Nous n'avons, pour cela, qu'à revenir à l'un des exemples de tout à l'heure, à savoir F. catarrhale. Il est sans exemple, dirons-nous, que pendant le cours d'une F. catarrhale, le système localisateur (ici le système muqueux-bronchique) ait été trouvé le siége d'une lésion franchement inflammatoire. Cette lésion se montre toujours et seulement catarrhale, sauf le degré plus ou moins franc ou bien (en cas de prédominance de l'élément alterne) tire du côté d'Intoxie locale (désorganisation gangréneuse).

Il est inutile d'ajouter que même chose a lieu pour F. muqueuse et F. rhumatismale, et généralement enfin pour toute espèce Bi - phlegmasi - toxique des autres systèmes.

D'un autre côté, on sait que rien n'est plus fréquent que de voir les F. catarrhale, muqueuse, etc., lorsqu'elles n'oscillent pas du côté du Catarrhe franc, ou pour parler en général, du côté de Phlegmasi-toxie, osciller du côté d'Intoxie en excès et se convertir par là en intoxies graves *consécutives* avec conversation *ad hoc* du côté de la détermination locale.

Pour ne parler que de la particularité la plus remarquable des affections du groupe actuel concernant l'impossibilité à ce que leurs oscillations atteignent au degré phlegmasique franc, comparée à possibilité contraire et fréquemment réalisée de la part des affections du groupe Bi-phlegmasi-toxie.

N'est-il pas intéressant de constater que la généalogie respective desdits groupes, telle que la théorie phlegmasi-toxique conduit à la concevoir (Voir *Tableau I*) en rend un compte aussi simple que satisfaisant. Et une telle indication, d'abord purement intuitive, c'est-à-dire conçue indépendamment de toute considération pratique particulière lorsqu'elle vient à concorder, comme nous venons de le rappeler, avec l'expérience des faits, n'est-elle pas un témoignage de haute valeur à l'appui de la théorie ?

173. *c.* Il était impossible que les différences que nous venons de signaler au point de vue des oscillations expressionnelles entre les genres 2 et 4, n'entraînassent pas des différences correspondantes au traitement respectif.

Pour ne mentionner ici que celle de ces différences qui est la plus importante, disons que tandis que pour les affections du genre Bi-phlegmasi-toxie, médication est d'autant plus directement anti-composante (évacuation sanguine) que dans ce genre, l'espèce atteint éventuellement un degré phlegmasique plus franc (154).

Dans les affections du genre Phlegmasi-bi-toxie, au contraire, et par cela même que nous venons de dire et constater que le degré phlegmasique franc n'y est jamais atteint, par là même aussi on peut prévoir à l'avance que médication anti-composante directe (évacuation sanguine) n'y doit jamais être mise en usage.

Cette autre prévision théorique, l'expérience la confirme encore de tous points. On sait, de reste, combien les évacuations sanguines (j'entends la phlébotomie, en particulier), sont funestes lorsqu'on les adresse (sauf indication toute particulière, c'est-à-dire indication tirée non de la nature morbide, mais de l'idiosyncrasie du malade), aux espèces phlegmasi-toxiques mentionnées plus haut, et notamment aux F. catarrhale et muqueuse.

En revanche et comme de raison, ces mêmes espèces se trouvent fort bien, à défaut d'un spécifique approprié à la détermination locale, de l'usage des moyens dits par nous anti-composants indirects (évacuants et révulsifs); ou bien de la médication anti-décomposante, directe (quinquina), dans le cas de prédominance intoxique.

174. Pour clore ce chapitre et résumer dans leur application vérificative la plupart des principes énoncés plus haut, nous allons analyser deux espèces morbides, importantes entre toutes, l'une, à cause de sa fréquence endémique dans nos cités; l'autre, à cause du retentissement qu'elle vient d'emprunter à des circonstances récentes.

Je veux parler des espèces phlegmasi-bi-toxiques, dites : *Fièvre typhoïde* et *Typhus*.

175. F. typhoïde et Typhus, disons-nous, sont deux espèces du genre Phlegmasi-bi-toxie. C'est là, nous l'espérons, ce qui va résulter de l'analyse sommaire à laquelle nous allons nous livrer à leur égard en empruntant, pour cette analyse, aux données émises à propos du genre actuel.

a. En ce qui concerne la première espèce, notons d'abord un premier point que la pratique enseigne et dont notre théorie rend compte, à savoir : qu'il faut distinguer deux variétés principales de F. typhoïde, l'une primitive, l'autre consécutive. C'est à la seconde variété qu'aboutissent en général les espèces du genre qui nous occupe lorsque pendant le cours de l'affection et par suite des oscillations dont sont passibles toutes les espèces de ce genre ainsi que nous l'avons formulé et vérifié à l'égard des espèces F. catarrhale et F. muqueuse (166), la nature de fond vient à prédominer absolument. Nous avons dit que dans ce cas particulier, et à cause même de la prédominance morbide, uniconditionnelle qui le distingue, le composé primitif est réduit à une seule nature principale (nature intoxique), laquelle exerce son influence *ad hoc* du côté de l'état général qui s'aggrave intoxiquement, et par contre-coup du côté aussi de la détermination locale qui, de lésion primitive, simplement catarrhale, rhumatismale, etc., passe consécutivement à l'état de désorganisation gangreneuse (*loc. cit.* et 160). D'où il suit enfin que l'affection totale est moins alors un composé phlegmasi-bi-toxique, qu'une intoxie proprement dite, consécutive, et intense au premier chef et grave en proportion. Telle est la typhoïde *consécutive*, en laquelle se convertissent, nous le répétons, toutes les espèces phlegmasi - bi - toxiques, pendant le cours desquelles la nature de fond vient, pour une cause ou pour une autre, à prédominer en excès sur nature congénère.

Il va sans dire que n'est pas de cette variété là dont nous allons nous entretenir, mais bien de F. typhoïde d'emblée ou *primitive* et telle qu'on la connaît communément. Ce premier détail élagué, passons à notre analyse vérificative.

176. F. typhoïde, cette entité morbide sur la nature de laquelle on a tant discuté sans s'entendre, est, pour les uns (à ne mentionner que les opinions regardées

comme les plus vraisemblables) une inflammation spéciale des plaques intestinales avec infection consécutive de l'organisme; pour d'autres, elle est, au contraire, un empoisonnement du sang, d'abord, puis une localisation spéciale ensuite.

A notre sens, l'une et l'autre opinion sont vraies dans une certaine mesure; leur tort commun est de s'exclure au lieu de s'allier bien plutôt; car dans cette alliance raisonnée, gît la vérité tout entière.

177. Pour nous, en effet, qui rattachons F. typhoïde au genre qui nous occupe, c'est sous-entendre que nous admettons implicitement que pour la former, Phlegmasie et Intoxie ont concouru simultanément, sauf que nature intoxie est restée en prédominance sur nature congénère (157). De là, un composé total, formé en définitive de Phlegmasi-toxie *ex æquo*, plus d'Intoxie; et justifiant par conséquent d'une nature constitutive, primitivement double et distincte, à savoir : *intoxique* et *phlegmasi-toxique* (*loc. cit. et sq.*).

C'est pourquoi nous allons trouver au cortége à l'instar de ce qui a été déjà vérifiée à l'égard de F. catarrhale et de F. muqueuse, mais avec des degrés en plus de caractérisation, nous dirons pourquoi, deux ordres de phénomènes principaux, les uns, phlegmasi-toxiques, les autres intoxiques; phénomènes conséquemment distincts comme nature, siége, lésions, symptômes, etc. ; indistincts ou égaux, si l'on veut, comme apparition, c'est-à-dire fondus primitivement en *un seul tout morbide*, répondant à F. typhoïde.

Voyons donc comment Phlegmasi-toxie et Intoxie se partagent ici la scène pathologique; et si ce que nous connaissons des caractères distinctifs de ces deux natures morbides se rapporte en réalité à l'individualité dite : F. typhoïde.

178. A commencer par les phénomènes de nature *phlegmasi-toxique*, nous savons que le propre de ceux-ci est de se manifester par : « généralisation localisée et « erratique sur un système; avec hypercrinie et produits « d'organisation nouvelle, etc. ; » (Voir *chap.* 3; 100 *et sq.).*

Interprétant l'espèce F. typhoïde au point de vue de ce premier caractère, nous trouvons que, chez elle, généralisation localisée, etc., siége du premier coup, sinon comme réalisation immédiate du moins *en puissance morbide*, sur le système muqueux, broncho-digestif.

Avec cette double particularité que, en tant que localisation, généralisation localisée ou en un mot, la détermination, est ici anomale (anomalité qui, pour le dire en passant, devient ici presque la règle) c'est-à-dire *fixée* sur l'élément foliculaire de l'intestin et particulièrement de la fin de l'intestin grêle. Tandis que d'autre part, en tant que généralisation, la détermination porte aussi plus ou moins sur le reste de muqueuse digestive, sans excepter muqueuse pulmonaire; tous points par conséquent compromis ou mieux lésés d'une manière sinon égale, du moins identique comme nature hypercrinique.

Voilà pour les principaux phénomènes en rapport avec la nature constitutive, Phlegmasi-toxie.

Quant à ceux dépendant de la nature congénère, Intoxie ; nous savons que ce qui les distingue en propre, ce sont, d'une part, des lésions qualitatives générales, avec perturbation fonctionnelle correspondante, etc. ; (Voir *chap.* 2 ; 51 *et sq.*) ; le tout se caractérisant ici à cause tout à la fois d'excès relatif et source d'intoxie (foyer urbain), par l'habitus dit *état typhoïde*, lequel, pour nous, signifie proprement : fond intoxique à cachet typhoïde ou enfin : *fond typhoïde.*

Pour comprendre nettement la signification, par rapport à F. typhoïde, du caractère exprimé ci-dessus, savoir : généralisation localisée anomalement, c'est-à-dire *fixée* sur l'élément folliculaire, etc., il faut rapprocher ce caractère du caractère correspondant, dans F. muqueuse, où il s'exprime par : généralisation localisée et *erratique* sur système muqueux broncho-intestinal, et intestinal en particulier (165 *et passim*).

Il faut se rappeler, d'autre part, que ledit caractère, lorsqu'il se traduit par généralisation localisée et *erratique*, constitue le siége *normal* des espèces phlegmasi-toxiques, et que toutes celles de ces dernières qui s'écartent de cette traduction doivent être considérées comme *anomales* sous le rapport du siége. Nous avons vu enfin qu'au nombre de ces dernières, il en est qui se caractérisent précisément comme dessus, à savoir : par généralisation localisée d'une manière *fixe* en un seul et même point du système (Voir *Chap.* 3, 107 ; *petit texte*).

Rappeler ceci, c'est donc inférer que F. typhoïde, dans le genre qui nous occupe, réalise, par rapport à F. muqueuse, un ensemble de faits de même ordre que les espèces anomales ci-dessus dans le genre Phlegmasi-toxie ou, en termes plus explicites : « *que F. typhoïde est une F. muqueuse anomale, grave ;* » c'est-à-dire anomale par la fixité de son siége intestinal, et grave tout à la fois à cause même de cette anomalité, et à cause aussi de l'intensité en retour qu'une telle anomalité imprime indirectement à l'élément congénère (Intoxie) qui devient, par là même, comme nous le disons ci-dessus, en excès relatif.

Quand à la gravité qui découle de l'anomalité de la localisation intestinale, nous retrouvons en elle la répétition de ce que nous avons exposé à propos de Phlegmasi-toxie, à savoir : que de la même manière que dans ce dernier genre on rencontre des cas anomaux de l'ordre ci-dessus (localisation fixe en un point) qui offrent à considérer, à propos de variole par exemple, des cas graves à cause d'éruption exclusivement confluente sur la face et sur certains organes de la face ; ou bien, à propos de rhumatisme, des cas graves à cause de fluxion exclusivement mono-articulaire ; ou plus graves encore, à cause de fluxion fixée inamoviblement sur les enveloppes du cerveau (rhumatisme cérébral) ; sur la séreuse du cœur, du péricarde (endocardite, péricardite), etc., etc.

Dans le genre actuel où le siége normal d'élément Phlegmasi-toxie est nécessairement là, comme ailleurs, généralisation localisée et *erratique* sur un système ; il suit que, pour un même système localisateur, toutes les espèces où la manifestation restera *fixe*, seront anomales par rapport à celles où la manifestation sera erratique.

Appliquant ces données au système muqueux digestif en particulier, nous dirons donc que F. muqueuse est l'espèce phlegmasi-bi-toxique, normale de ce système. C'est pourquoi, dans F. muqueuse les lésions intestinales, toutes choses égales d'ailleurs, sont d'ordinaire superficielles et partant bénignes ; en tant que d'autant moins profondes et graves qu'elles sont plus étendues et moins fixes.

Par contre, et toujours par rapport au système muqueux digestif, F. typhoïde réalise l'anomalité correspondante ; c'est-à-dire qu'elle se constitue *simple variété* d'une même espèce phlegmasi-bi-toxique ayant nom F. muqueuse.

Ce qui, d'une part, nous donne la clef des relations intimes et avouées entre l'une et l'autre affection ; et nous explique, d'autre part, pourquoi dans F. typhoïde les lésions intestinales sont en général profondes et graves. Puisqu'elles doivent être, en effet, d'autant plus prononcées dans ce sens qu'elles sont plus limitées et plus fixes. Puisque le danger qu'elles procurent croît, en un mot, en proportion de l'anomalité qui les crée.

Ajoutons que F. typhoïde est, en outre, un exemple remarquable de ceci, à savoir : que certains caractères morbides qui, d'ordinaire, occupent un rang secondaire en tant qu'éventualité rare, peuvent en cas *d'anomalité devenue momentanément la règle à leur égard*, passer au rang principal et changer la physionomie de l'affection en même temps que sa fréquence, sa gravité, etc., sans que pourtant cette dernière cesse d'être la même comme nature.

179. Grâce à la double phénoménanisation établie plus haut, on comprend maintenant que F. typhoïde devra être *tout à la fois*, c'est-à-dire sans primitivité ni consécutivité d'une part plus que de l'autre; *a.* Une détermination phlegmasi-toxique en fonction du système muqueux général (broncho-digestif), détermination par conséquent catarrhale plus ou moins partout, sauf exagération plus particulière et par suite *spécifiée* sur les plaques intestinales (dernier groupe de lésions qu'on désigne, en effet, dans le langage courant par inflammation spécifique des plaques). *b.* Elle devra être en même temps un empoisonnement miasmatique du reste de l'organisme (solides et liquides) et intense relativement ; en un mot une intoxication miasmatique grave.

180. Mais le propre de l'alliance des deux éléments

morbides : Phlegmasi-toxie et Intoxie, est d'aboutir à un composé dit, par nous : *mixte-instable*, en tant que présentant pour particularité caractéristique d'osciller tantôt dans le sens de l'un des éléments constitutifs, tantôt dans le sens de l'autre (160). Ajoutons qu'un tel caractère peut se produire évidemment à une époque rapprochée du début de l'affection, comme à une époque plus ou moins éloignée. Dans l'un et l'autre cas, les différences expressionnelles qui en résultent étant différentes, nous allons, à cause de cela, les examiner séparément.

181. A une époque rapprochée du début de l'affection, le caractère oscillatoire fonde une variété fort grande d'alliances phlegmasi-bi-toxiques de l'espèce qui nous occupe. Toutes variantes pouvant aisément être rattachées aux formes principales, suivantes, que la théorie, ici, conçoit, et que la pratique justifie, savoir : 1° F. typhoïdes à expression PHLEGMASI-TOXIQUE prédominante, sur l'intestin : forme *abdominale*; à laquelle se rattachent les variétés dites : gastrique, bilieuse, dysentérique, etc. ; ou bien prédominante sur les bronches : forme *pectorale*; qui relie à son tour les variétés avec bronchite ou pneumonie catarrhales, etc. ; consécutives.

2° F. typhoïdes à expression INTOXIQUE, prédominante, sur le centre cérébral : forme *cérébrale* ou *ataxique*; rattachant les variétés méningitique, soporeuse, comateuse, etc. ; ou bien sur les centres organiques : formes *adynamique, putride;* ou bien enfin partagée entre ces deux centres : forme *ataxo-adynamique.*

Survenant à la même époque et élevé en outre à sa

plus haute expression, le caractère oscillatoire permet de comprendre encore comment on peut rencontrer à l'autopsie, sinon fort souvent, du moins quelquefois, les lésions intestinales (spécifiques) extrêmement prononcées, intensité et gravité; ayant coïncidé avec un état typhoïde, léger relativement ou même absent, dans quelques cas. Tout comme on peut rencontrer la réunion inverse, c'est-à-dire qu'à la suite d'un fond intoxique à forme ataxo-adynamique portée au plus haut degré et mortelle; si l'on met de côté les lésions qualitatives *totius substantiæ*, toujours ici et nécessairement extrêmement prononcées, l'intestin, lui, n'est trouvé que superficiellement malade.

Ces résultats disparates sont contradictoires, si l'on part d'une nature fondamentale unique, dans F. typhoïde; et par suite, d'une solidarité nécessaire entre l'état local et l'état général. Cette contradiction n'est qu'apparente et elle s'explique au contraire très-facilement pourvu qu'on ait présent à l'esprit ce que nous nous sommes efforcé d'établir plus haut, touchant la nature tout à la fois *double et distincte* des affections de ce genre. Ce qui entraîne à l'expression totale: *unité et indépendance* tout à la fois, des deux éléments principaux correspondants (158 et *sq.*).

Car du moment que les deux éléments Phlegmasi-toxie et Intoxie, bien que présents en même temps, *ne sont pas causes l'un de l'autre*; il suit évidemment qu'il leur est facultatif d'augmenter ou de diminuer, et leurs produits respectifs avec eux (lésions intestinales; fond typhoïde) suivant l'activité de leur causalité particulière et, par suite jusqu'à un certain point, indépendamment l'un de l'autre.

182. Envisagé à une époque plus ou moins éloignée du début de l'affection, le caractère oscillatoire, s'il penche du côté de Phlegmasi-toxie, entraîne nécessairement des lésions (intestinales ou pulmonaires, suivant la forme actuelle) tranchées et d'autant plus prédominantes comme nature phlegmasi-toxique, que nature intoxique l'est moins. Ce cas rentre donc dans l'une des formes oscillatoires mentionnées tout-à-l'heure.

Si, au contraire, l'oscillation morbide s'effectue dans le sens intoxique, et comme alors, en raison même de l'époque éloignée du début de l'affection, les manifestations intestinales ou pulmonaires ont eu le temps d'atteindre un développement plus ou moins considérable, il suit que loin de disparaître en présence d'un état général qualitatif devenu prédominant, elles ne peuvent que s'aggraver dans le même sens et en proportion (160). Ce sont des cas semblables qui accusent ces désorganisations viscérales plus ou moins voisines de la liquéfaction gangreneuse ; expressions véritables d'un deliquium organique, *intus et extra*. Ajoutons que ces derniers cas de F. typhoïde rentrent complétement ce qui se conçoit sans peine, puisque le mécanisme est le même, dans les cas dits plus haut : typhoïde consécutive (175).

183. La marche de F. typhoïde, conformément à ce que nous avons exposé ailleurs, et pour des motifs, les mêmes, sera en général, au début, intermittente pério-

dique (171); puis pendant son cours, essentiellement *continu-exacerbante-périodique* (162). Sauf que les exacerbations seront d'autant plus franchement périodiques que Intoxie dominera davantage, et vice versa.

184. Phlegmasi-toxie et Intoxie étant toutes les deux et indifféremment, sporadides et épidémiques; et Intoxie étant en outre, ce qui va de soi, endémique au sein de tous les foyers de décomposition organique en permanence; F. typhoïde sera nécessairement tout cela indifféremment; à savoir: *a*. Sporadique par tous les temps et par tous les lieux possibles; sous-entendu: où il y aura un foyer miasmatique *urbain*. *b*. Épidémique, toutes les fois qu'aux constitutions chaud-humide ou froid-humide (conditions épidémogènes pour Phlegmasi-toxie; 97), viendra s'ajouter un excès d'humidité (condition épidémogène pour Intoxie; 77). D'où il suit, en particulier, que dans les conditions qui précèdent, savoir: *chaud-humide en excès*; ou bien *froid-humide en excès*; lesquelles à titre de constitutions atmosphériques règnent d'ordinaire annuellement chacune une fois, il pourra y avoir chaque année *deux apparitions saisonnières* de l'espèce typhoïde qui nous occupe. *c*. Enfin, dans tous les foyers de décomposition organique en permanence du genre *urbain*; F. typhoïde (sporadique ou épidémique) sera en outre endémique.

Nous n'avons pas besoin d'ajouter que toutes ces déductions théoriques sont conformes à l'observation.

185. Nous compléterons tout-à-l'heure le reste de l'analyse caractéristique et vérificative de F. typhoïde.

Disons rapidement quelques mots du *traitement* tel qu'il vient en déduction des vues doctrinales précédentes. En faisant remarquer que si ces vues ne procurent pas à la pratique un ou des moyens curatifs, nouveaux dans l'espèce, elles offrent du moins l'incontestable avantage de poser nettement les indications principales, c'est-à-dire celles qui découlent directement de la nature morbide et qu'il importe par conséquent de remplir avant toutes les autres.

Du moment, en effet, que F. typhoïde reconnaît à sa composition deux natures principales au même titre, savoir : *Phlegmasi-toxie* généralisée au système broncho-digestif, et spécifié, en particulier, sur les plaques intestinales (178); puis *Intoxie* en excès relatif, généralisée au reste de l'organisme ou fond intoxique (*loc. cit.*); il appert que le traitement doit se composer de *deux ordres* de moyens correspondants :

1° Moyens dirigés au principal contre la détermination intestinale. Nous disons : au principal; car par cela même que la détermination dont il s'agit est spécifiée dans ce siége et qu'elle résume en elle conséquemment tout ce qui du processus morbide actuel dépend de la nature phlegmasi-toxique; il est clair que sauf les cas à déterminations tranchées sur d'autres points du système broncho-digestif, c'est contre elle que doivent être dirigés les principaux efforts du traitement.

Pour satisfaire à cette première indication importante, il n'y a qu'un remède spécifique *ad hoc* qui pourrait s'en charger *cito et tuto*; ainsi que nous l'avons exposé ailleurs

en thèse générale (134 Voir chap. 3). La thérapeutique
ne possédant malheureusement jusqu'ici aucun remède
avoué en rapport, force a été, d'y suppléer du mieux
qu'on a pu; et pas n'est besoin, de rappeler qu'à cet
égard on s'est donné large carrière. Nous n'avons pas
mission d'énumérer les moyens si nombreux et si divers,
recommandés en pareil cas; moyens qui tous reven-
diquent des succès et dont, par contre, la liste nécrolo-
gique est à peu près égale. Preuve sans réplique qu'aucun
d'eux, dans l'espèce, ne guérit vraiment *cito et tuto*.

2° Parallèlement à cette première indication, il y a
celle non moins importante fournie par le fond intoxique.
Pour satisfaire à cette seconde indication le médicament
totius substantiæ par excellence est incontestablement le
quinquina. Mais malgré que quinquina réponde parfaitement à l'indication morbide, il s'en faut que la pratique
retire ici de ce médicament les services qu'il rend ailleurs.
Car si l'on excepte les cas de F. typhoïdes où nature
intoxique prédomine dès le début et plus tard au point
d'enrayer en proportion le développement de la détermination locale; dans tous les autres cas, au contraire, et ce
sont les plus nombreux, où fond intoxique et détermination
locale se développent et marchent à peu près également
et à fortiori dans ceux où cette dernière nature l'emporte
sur l'autre, médication quinique échoue relativement
parlant; quels que soient le soin et l'activité qu'on apporte
à son administration.

Comment pourrait-on s'étonner de cet insuccès, si l'on
réfléchit, avec nous, que quinquina, dans F. typhoïde,

comme d'ailleurs dans toutes les espèces morbides du genre qui nous occupe, ne saurait s'attaquer et combattre efficacement que le fond intoxique ; et que indépendamment de ce fond il y a la détermination locale, nature morbide distincte, contre laquelle quinquina ne peut rien et qui par sa persistance rappelle en permanence les accidents intoxiques au fur et à mesure de leur neutralisation ou s'oppose tout au moins à la consolidation du mieux que de ce côté quinquina tend à procurer.

La conclusion de tout ceci est qu'il n'y aura de médication vraiment curative de F. typhoïde dans l'acceptation du *citò et tutò*, que lorsqu'il sera permis d'*associer au médicament du fond intoxique* (quinquina) *le* spécifique *de la détermination locale.*

A titre de corollaire, faisons remarquer que l'insuccès du quinquina dans F. typhoïde ne prouve nullement ainsi que quelques personnes voudraient l'insinuer, que quinquina ne soit pas indiqué et encore moins que quinquina soit *dangereux*, dans l'espèce. Ces deux assertions trouvent en effet leur réfutation commune dans la nature de F. typhoïde, telle que nous venons de l'exposer.

Hâtons-nous d'ajouter que quinquina peut, en effet, devenir nuisible dans F. typhoïde, mais d'une seule manière ; c'est dans le cas où le praticien n'ayant en vue que le fond intoxique, administre quinquina en conséquence, c'est-à-dire se croit autorisé à doubler, tripler et plus, la dose, par cela seul que l'amendement est resté insuffisant ou n'a été que momentané. Or, qui ne comprend qu'en pareil cas le dommage ne saurait être imputé au quinquina mais bien plutôt à celui qui demande au remède ce que ce dernier est impuissant à procurer. Car, de même qu'il y a un terme moyen en toutes choses, il y en a un aussi entre quinquina et F. typhoïde. Le danger naît, ici comme ailleurs, lorsqu'on dépasse ce moyen terme; il ne saurait exister en deçà.

Comme conclusion pratique actuelle : « Continuons « d'administrer le quinquina dans *tous les cas* de F. « typhoïde; un tel moyen procurera à lui seul la gué- « rison, toutes les fois que le fond intoxique, pour un. « motif ou pour un autre, sera seul dominant. Dans « les autres cas, sachons persévérer patiemment et nous « contenter du mieux seulement partiel que quinquina « procure. Car ce mieux, quelque incomplet qu'il soit, « est en définitive la meilleure planche de salut, puisque « tant qu'il persiste, la maladie totale est par là réduite « à *une seule nature* (détermination locale), laquelle, « isolée de sa congénère, a d'autant plus de chance de « demeurer dans les limites curatives. »

186. *b*. Passons au *Typhus*.

Etant donnée l'espèce F. typhoïde, telle que nous venons de la comprendre, c'est-à-dire avec ses deux éléments constitutifs, Phlegmasi-toxie et Intoxie, pour point de départ, supposez que élément Phlegmasi-toxie au lieu de siéger sur le système muqueux broncho-intestinal, siége sur le système *broncho-cutané* et principalement sur la portion anatomique du système cutané en rapport ordinaire avec manifestation *rougeole*.

Élément Intoxie venant ici, comme plus haut, à se combiner avec élément Phlegmasi-toxie dans ce nouveau siége; je dis que nous aurons l'espèce *Typhus*.

187. Typhus reconnaît, en effet, deux manifestations principales en tant que dominant à un égal degré tout le reste, savoir : *a*. Une éruption incontestablement plus rapprochée d'espèce rougeole que de quelque espèce éruptive externe que ce soit. Surtout si l'on y joint les phénomènes concomittants d'irritation catarrhale des yeux, du nez et des bronches; phénomènes inséparables de toute rougeole aussi bien que de Typhus où ils manquent rarement. On sait qu'ils ont été très-marqués dans typhus de Crimée entre autres. *b*. Typhus reconnaît, en outre, une intoxication miasmatique grave absolument.

Eruption et intoxication non apparues à distance et *se compliquant*, ainsi que cela arrive en d'autres circonstances où le produit total est bien différent de celui-ci, mais fondues primitivement encore ici en *un seul tout morbide* qui est ce composé résultante qu'on nomme Typhus.

188. Pour comprendre la possibilité d'une telle combinaison expressionnelle, il n'est besoin que de se reporter aux conditions déterminantes bien connues du Typhus, conditions qui sont, d'une part, accumulation d'organisme au degré *d'encombrement;* et, d'autre part, *humidité en excès et froid réunis*. A l'égard de cette seconde condition, faisons remarquer, parce que cela nous sera utile tout à l'heure, qu'elle se décompose naturellement en les deux autres, savoir: humi-

dité et froid *ex æquo;* et humidité en prédominance.

189. Le premier ordre de conditions (encombrement d'organismes) fonde une décomposition organique excessive ou enfin, miasmes en excès *absolu;* d'où Intoxie à cachet correspondant ou typhique, en un mot : *fond' typhique* (*).

Le second ordre dé conditions, en n'y considérant pour le moment que humidité et froid *ex æquo,* fonde pour les organismes supposés porteurs de rougeole en puissance morbide (semence rubéolique), *rougeole* à l'état *épidémique.* Puisque froid-humide *ex æquo* est la condition épidémogène des espèces phlegmasi-toxiques. (*Chap.* 3 ; 97).

Cela posé, et si l'on considère que dans le cas dont il s'agit, froid-humide et miasme en excès *sont produits ensemble,* rien de plus naturel qu'ils s'exercent sur l'organisme d'un commun accord et que leur produit, par suite, se trouve être la résultante expressionnelle, comme nous le disons, de Phlegmasi-toxie (sur l'élément cutané rubéolique) et d'Intoxie, nées ensemble et combinées primitivement en un seul tout morbide.

190. Remarquons tout de suite que, conformément à une telle nature constitutive qui, numériquement, est la même que celle que nous avons reconnue aux espèces précédentes, remarquons, disons-nous, que Typhus et

---

(*) Nous admettons, sans qu'il nous soit possible de le développer pour le moment, que, en tant que caractère et degré expressionnel de décomposition organique , le degré *typhique* est aux milieux urbains ce que *perniciosité* est aux milieux palustres.

F. typhoïde, en particulier, doivent être considérés comme deux espèces du même genre morbide ; espèces en outre tout à fait voisines ; puisque degré intoxique mis à part elles ne diffèrent essentiellement, suivant nous, que par ceci, à savoir : que généralisation localisée occupe, pour l'une, le système broncho-cutané avec exagération spécifiée sur l'élément cutané rubéolique ; et pour l'autre, le système broncho-intestinal avec exagération spécifiée sur les plaques intestinales.

Les particularités dont il nous reste à parler vont convertir cette probabilité en certitude complète.

191. En premier lieu, et mettant à part, des deux côtés, le siége de généralisation localisée, c'est-à-dire ne considérant pour le moment que *source* d'Intoxie ; on comprend qu'il devra y avoir sous ce rapport, c'est-à-dire à l'expression fonctiopathique générale, et sauf, comme de raison, une accentuation intoxique, plus prononcée du côté de Typhus, on comprend qu'il devra y avoir, disons-nous, ressemblance aussi complète que possible entre les deux espèces. Que de part et d'autre, en un mot, l'habitus ou mieux *le fond* devra être intoxique avec cachet typhique.

C'est en effet ce qui a lieu. De là, les tentatives réitérées pour englober ces deux espèces l'une dans l'autre nosologiquement. Ces tentatives sont restées vaines. Car, n'ont pas manqué d'articuler les partisans de la non identité : « l'intestin dans Typhus, reste in-« demne des lésions caractéristiques de F. typhoïde. »

Nos considérations actuelles donnent raison à ces derniers, et en même temps elles expliquent, d'une manière très-simple, l'absence dans Typhus des lésions intestinales caractéristiques. Puisque dans Typhus, nous venons de le préciser, Phlegmasi-toxie, c'est-à-dire l'élément créateur des dites lésions, au lieu d'occuper, comme dans F. typhoïde, système muqueux, et plus particulièrement la portion muqueuse intestinale qu'on connaît, *siége au principal sur le système cutané rubéolique.*

Est-il besoin d'ajouter que les mêmes explications, si elles s'opposent à ce que Typhus et F. typhoïde soient confondus l'un avec l'autre, elles autorisent formellement du moins comme le veulent aujourd'hui les bons esprits, et conformément à notre étude actuelle, à considérer Typhus et F. typhoïde comme deux espèces du même genre morbide.

192. D'autres points d'analogie relient encore les espèces Typhus et F. typhoïde qui deviennent en même temps un texte précieux pour la vérification du reste de nos prémisses; ainsi qu'on va le voir.

Nous avons établi au genre Phlegmasi-toxie que, suivant que généralisation localisée occupait un système organique externe franc ou non, l'espèce morbide en résultant était ou non franchement *contagieuse* (*chap.* 3, 131 *et sq.*), et qu'elle était suivie, dans les deux cas, à cause de réceptivité externe, d'un *tempérament* acquis et préventif (*loc. cit.* 133). Enfin, nous avons établi au genre Intoxie que les espèces de ce genre, dans les conditions d'encombrement (absolu ou relatif), devenaient *infectieuses* (*chap.* 2 ; 70).

Appliquant ces données aux espèces morbides actuelles, et puisqu'elles justifient, l'une comme l'autre, suivant nous, d'une combinaison entre Phlegmasi-toxie et Intoxie, à part le siége différent de généralisation localisée, elles doivent donc, si notre théorie est vraie, partager encore des particularités qui précèdent en proportions correspondantes à leur nature de siége.

193. Rien n'est plus véridique, car F. typhoïde, dans laquelle généralisation localisée occupe *principalement* les plaques intestinales, et qui ne pouvait, conformément à ci-dessus, c'est-à-dire eu égard à l'extériorité incomplète de ce siége principal, être contagieuse à un degré franc ; ce caractère, pour elle, restera donc douteux, comme de fait. Disons plus, ce caractère devra rester subordonné, quant à sa franchise, *à la manière plus ou moins stricte suivant laquelle élément phlegmasi-toxie se limitera dans ce siége extéro-intérieur*. Ce qui, à l'égard de contagion de F. typhoïde, ouvre le champ à des observations ultérieures dans ce sens.

En revanche, de par son élément Intoxie, F. typhoïde sera infectieuse sans conteste ; mais seulement toutes les fois que les conditions à cela (encombrement absolu ou relatif des individualités typhoïdes) seront présentes.

Enfin, et par suite précisément de l'accentuation prononcée d'ordinaire dans F. typhoïde de l'élément Phlegmasi-toxie, spécifié en particulier dans le siége intestinal, un tempérament en rapport, ici acquis, de toute nécessité puisqu'il s'agit d'une réceptivité externe, et par conséquent préventif, devra apparaître et se montrer comme il se montre, en effet, profond et durable.

194. Venons au tour de Typhus. Celui-ci, eu égard à extériorité franche du siége principal de Phlegmasi-toxie (le système cutané) devra être tout d'abord franchement contagieux à l'égal ni plus ni moins de rougeole.

Il faut ajouter, pour des motifs inutiles à répéter puisqu'ils sont les mêmes que pour F. typhoïde, nature de siége à part, l'apparition, après le développement du Typhus, d'un tempérament en rapport, également acquis et préventif.

Typhus, d'un autre côté, eu égard à son élément Intoxie, sévissant d'emblée dans des conditions non pas seulement, comme pour F. typhoïde, de réunion ordinaire d'organismes (milieu urbain) mais de réunion d'organismes avec encombrement (188), dernière circonstance qui fonde pour élément Intoxie sa condition d'infectiosité (70); Typhus, disons-nous, sera en outre infectieux; et transmissible par conséquent des deux manières simultanées, c'est-à-dire : *contagio-infectieux*.

A cet ensemble de caractères, il faut ajouter enfin le caractère *épidémique* au degré absolu; puisqu'il ressort de ce que nous avons rappelé plus haut que Typhus *naît* sous l'influence réunie des conditions atmosphériques épidémogènes tout à la fois pour ses deux éléments constitutifs, savoir : sous l'influence de froid humide *ex æquo* qui est épidémogène pour Phlegmasi-toxie, ainsi que nous l'avons rappelé (188); et d'humidité en excès qui est épidémogène pour Intoxie (Voir *chap.* 2; 77).

Ce qui, par parenthèse, nous conduit à cette conclusion,

à savoir : que le caractère sporadique est complétement étranger à Typhus, lequel ne peut naître autrement qu'à l'état épidémique. Point de vue particulier par où il diffère complétement de F. typhoïde.

En résumé : *Contagio-infectieux* et *essentiellement épidémique ;* ce qui implique impossibilité à l'apparition sporadique. Ces divers caractères découlent rigoureusement de nos prémisses ; et nous n'avons pas besoin de rappeler que Typhus est effectivement tout cela.

195. A titre de remarque incidente et justificative tout à la fois que nous suggère, dans l'espèce, le caractère contagio-infectieux ; nous dirons qu'il est fort heureux pour l'humanité que Typhus et les espèces qui lui ressemblent, soient transmissibles de ces deux manières simultanées. Car nous avons établi ailleurs, en ce qui touche infection, que c'est là une transmission morbide purement artificielle ou extemporanée, et que l'homme peut en conséquence faire cesser directement en lui opposant la condition contraire de celle qui l'a fait naître à savoir : *désencombrement* (*chap.* 3 ; 138) ou ce qui revient au même, pour le cas particulier du Typhus, dissémination des individus typhisés.

Il suit donc de là, en ce qui concerne Typhus, que l'art a prise facile et directe contre l'un des termes de la transmission typhique (infection) et il appert en outre que cette indication remplie, l'autre terme (contagion typhique) disparaît nécessairement du même coup et *Typhus* avec lui ; à l'instar d'un tout indivis dont on vient à briser une des parties constituantes. Ce que l'observation de tous les temps confirme sans restriction.

Une telle disparition, au contraire, n'eût plus été réalisable, de cette façon tout au moins, si Typhus eût été contagieux seulement. Puisqu'il fût rentré dès lors dans ce genre morbide dont les espèces sont transmissibles par nature c'est-à-dire indéfiniment et immuablement (Voir *chap.* 3 ; 111 et *le Parallèle* entre contagion et infection, *ibidem* 136).

196. Pour ce qui est du traitement du Typhus, l'analogie de composition fondamentale que nous venons de signaler entre ce dernier et F. typhoïde, et qui, à moins que d'être fausse, ne peut faire autrement que de se retrouver à l'égard du traitement respectif et servir ainsi de démonstration complémentaire et sans réplique ; cette analogie, disons-nous, nous permet de renvoyer purement et simplement à ce que nous avons exposé déjà à ce sujet à propos de F. typhoïde (185). Car, en tenant compte de la différence tirée du siége respectif, principal de l'élément commun Phlegmasi-toxie ou, ce qui est même chose, en tenant compte de la réalisation de généralisation localisée sur l'élément folliculaire intestinal, pour l'une, et sur l'élément cutané rubéolique, pour l'autre ; différences, par conséquent, entièrement *spécifiques*, autant comme forme que comme traitement (*loc. cit.*) ; il est clair que les indications principales, d'une part comme de l'autre, sont identiquement les mêmes.

Ajoutons qu'il faudra tenir compte en même temps du degré typhique beaucoup plus prononcé en général du côté de Typhus ; différence secondaire justifiée de ce côté, ainsi que nous l'avons noté, par l'excès *absolu* de la source intoxique, et d'où il suit que la médication de fond (quinquina) devra être instituée en conséquence.

Nous allons reprendre sommairement en sous-œuvre la double analyse qui précède afin de mettre en relief certains points différentiels entre F. typhoïde et Typhus, qui viennent entièrement à l'appui de notre manière d'envisager l'une et l'autre affection.

F. typhoïde. Les conditions déterminantes de F. typhoïde doivent être examinées en vue de son état *a.* sporadique ; *b.* épidémique.

a. Les conditions déterminantes de F. typhoïde sporadique, sont : 1° Au dehors de l'organisme, un foyer de décomposition urbain. 2° Au dedans de l'organisme, une réceptivité externe à satisfaire en ce qui concerne reproductivité de Phlegmasi-toxie sur le siége folliculaire intestinal.

L'influence *simultanée* de ces deux ordres de conditions se traduit sur l'organisme et simultanément par un état général intoxique à cachet typhoïde ou *fond typhoïde,* et par une détermination phlegmasi-toxique sur l'élément folliculaire intestinal d'où : *fond typhoïde* et *Phlegmasi-toxie entéro-folliculeuse.*

Réunissant comme de fait ces deux états en un seul, en exprimant, pour plus de simplicité, la caractéristique seulement de part et d'autre, on a donc l'espèce : *Typhoïde entéro-folliculeuse* (F. typhoïde), sporadique.

b. Les conditions déterminantes de F. typhoïde épidémique, sont d'abord les deux ordres de conditions ci-dessus auxquels vient s'ajouter l'influence régnante de l'une ou de l'autre constitution atmosphérique : chaud-humide ou froid-humide, *ex æquo* ; plus, dans les deux cas, humidité en excès.

Ces deux constitutions répondent, en effet, dans l'un et l'autre de leurs deux premiers termes (chaud-humide ou froid-humide *ex æquo*) à épidémicité pour élément Phlegmasi-toxie (Voir, plus haut, le texte). Tandis que humidité en excès constitue la condition analogue pour Intoxie (*loc. cit.*). Et enfin comme les deux constitutions en question : chaud-humide en excès, et froid-humide en excès, correspondent à deux saisons différentes, il suit qu'avec le caractère épidémique F. typhoïde peut éclore annuellement deux fois.

Voilà pour F. typhoïde à laquelle incombe en outre et pour des motifs mentionnés au texte (*loc. cit.*) : absence absolue de contagion et absence d'infectiosité hors des conditions d'encombrement.

Typhus. Les conditions déterminantes du Typhus sont tout à la fois : 1° un foyer de décomposition urbain élevé d'emblée au degré d'encombrement ; 2° Le règne d'une constitution atmosphérique, froid-humide en excès.

Le premier ordre de conditions fonde tout à la fois Intoxie au degré typhique et, à cause d'encombrement, infectiosité d'Intoxie ; tandis que l'excès d'humidité, dépendant de la constitution régnante (froid-humide *en excès*), ajoute encore à Intoxie le caractère épidémique. D'où un premier total partiel, savoir : *fond typhique, infectieux et épidémique.*

La constitution régnante, réduite à froid-humide *ex æquo* (puisque nous venons d'en distraire humidité en excès) fonde, chez les organismes en possession de réceptivité rubéolique, l'espèce phlegmasi-toxique correspondante et à l'état épidémique ; puisque froid-humide *ex æquo* est épidémogène pour les espèces phlegmasi - toxiques (Voir plus haut). D'où un second total partiel, savoir : *rougeole contagieuse et épidémique.*

Réunissant comme de fait ces deux totaux partiels, organo-pathologiques, en un seul, cela donne donc d'emblée : *Typhus rubéolique, contagio-infectieux et éminemment épidémique.* Ou plus simplement : *Typhus rubéolique ;* puisque cette double dénomination s'applique à un état morbide dont le mécanisme de production, nous venons de le préciser, emporte d'emblée tout le reste.

Il ressort, en outre, que la double dénomination *Typhus rubéolique* est strictement nécessaire pour désigner l'état morbide qui nous occupe. D'où il suit, par contre-coup, que l'expression commune *Typhus* est incomplète, parce qu'elle ne se rapporte rigoureusement qu'au fond typhique et passe sous silence l'autre moitié du phénomène, c'est-à-dire la caractéristique spécifique. Ajoutons qu'il est d'autant plus nécessaire d'exprimer cette caractéristique que cette dernière est susceptible, ainsi que nous le dirons bientôt, de varier du tout au tout, le fond typhique restant le même. De là, d'autres espèces typhiques fort nombreuses et qu'il serait impossible de différencier les unes des autres sans cette précaution.

Si l'on rapproche Typhus et F. typhoïde au point de vue des résultats qui précèdent, on trouve que cette dernière se différencie du Typhus par absence absolue de contagion, et par absence seulement relative d'infectiosité et d'épidémicité (Voir au texte, pour les motifs, 192). On reconnaît, en outre, que dans Typhus le fond intoxique s'y trouve exprimé au degré superlatif, *typhique*, parce que le foyer de décomposition en rapport s'exerce au degré d'encombrement ; tandis que dans F. typhoïde, où le fond intoxique relève d'un foyer de décomposition ordinaire (urbain), il s'exprime par le diminutif *typhoïde*.

La conséquence de ceci est, que cette dernière expression mérite d'être conservée parce qu'elle est exactement appropriée à la nature du phénomène et à son degré d'intensité, comparé à Typhus. En revanche, employée toute seule, cette expression est évidemment insuffisante puisque, elle aussi, ne dit mot de la détermination intestinale ou spécifique. Pour parer à cette défectuosité de langage il faut donc dire: *Typhoïde entéro-folliculeuse*. Il ressort par contre, que les dénominations telles que *entérite-folliculeuse* qui argüe à tort d'un caractère inflammatoire ; *fièvre entéro-mésentérique* qui ne dit mot du fond intoxique, outre que le symptôme *fièvre* dans F. typhoïde est quelquefois absent, etc., etc., etc., il ressort, disons-nous, que ces dénominations et leurs analogues doivent être rejetées.

Une différence fort importante entre Typhus et F. typhoïde est celle qui concerne la durée et la marche respectives. On va voir, en outre, que cette durée et cette marche, en ce qui touche Typhus en particulier, déposent complètement en faveur de la nature rubéolique que nous attribuons à la détermination typhique.

La F. typhoïde, modérée en général au début, s'accroît et marche de septenaire en septenaire — sa plus grande gravité s'étend du 9e au 14e, quelquefois 21e jour et plus — la convalescence est lente et éminemment sujette aux rechutes.

L'appareil phénoménal du Typhus est du premier coup considérable ;—l'état général, au début, est manifestement la résultante d'une fièvre catarrhale et d'une intoxication sur-intense — du 3e au 4e jour, éruption rubéolique plus ou moins confluente — enfin, du 10, 12 au 14e jour, amendement subit et suivi, en général, d'une convalescence prompte, sauf complication.

Il suffit de rapprocher ces deux marches morbides pour en saisir les différences profondes. De plus, et du côté du Typhus, en particulier, cette marche se montre exactement ce qu'elle doit être dans l'admission d'une association typhique et rubéolique. C'est ainsi que, tandis que la stupeur, la prostration, etc., toujours plus ou moins prononcées rendent incontestablement raison du fond typhique ; *la violence du mouvement fébrile initial jointe aux phénomènes catarrhaux bronchiques*, dénoncent non moins manifestement rougeole à sa période d'invasion ; laquelle apparaît, en effet, à son époque ordinaire, c'est-à-dire du 3 au 4e jour ; quelquefois plus tôt, quelquefois plus tard.

Car, rougeole dans Typhus, conformément à ce que nous nous sommes efforcé d'établir dans tout le cours de ce chapitre, touchant l'indépendance réciproque des deux natures constitutives des affections du genre actuel, natures qui, bien que combinées primitivement dès le début, n'en demeurent pas moins *distinctes* et indépendantes l'une de l'autre pendant tout le cours

de la maladie ; rougeole dans Typhus, disons-nous, revêt ni
plus , ni moins , les mêmes anomalies que lorsqu'elle sévit
isolément.

Ainsi, indépendamment de l'anomalie dans l'époque de l'éruption, comme nous venons de le dire, l'éruption, envisagée en
elle-même et pendant la même épidémie de Typhus, peut se
montrer confluente et maligne à l'excès, en tant que précédée
de délire et de troubles spasmodiques intenses de diverses sortes ;
ou bien bénigne et discrète, absente même (Typhus sans rougeole). La nature ecchymotique du fond des taches ne saurait
élever un argument contre leur assimilation rubéolique, si l'on
veut bien réfléchir avec nous que cela dépend précisément de ce
que dans le cas particulier de Typhus, l'éruption rubéolique se
réalise *avec et sur un fond typhique.* De telle sorte que ce caractère particulier des taches éruptives dans Typhus, loin de
s'opposer à leur assimilation rubéolique ne fait que la confirmer
davantage en déposant, en outre, en faveur de l'association réciproque des deux natures morbides ; puisque cette association,
à son tour, rend compte de la nature mixte de la coloration.
Enfin il ne faut pas oublier à l'appui de l'assimilation rubéolique,
le phénomène de la desquammation furfuracée qui, encore ici,
arrive à son époque et avec ses variantes ordinaires.

Dans le Typhus, du 10 au 12 ou 14ᵉ jour, avons-nous dit, survient un amendement subit, suivi d'une prompte convalescence.

Qui ne comprend qu'un tel changement à vue résulte tout
simplement de ce que, à cette époque, rougeole, après sa durée
ordinaire, *disparaît de la scène.* Ce qui fait que le processus
morbide, disloqué en tant que réduit par là brusquement à une
seule nature, ne peut que décroître en proportion, disons mieux :
ne peut que *disparaître comme espèce Typhus.*

Quant à la convalescence rendue en général facile et prompte,
ceci vient encore comme conséquence de la disparition forcée de
l'espèce morbide par l'épuisement de l'un des éléments principaux. Et, d'un autre côté, cela tient aussi à ce que, dans Typhus,

l'effort principal de la localisation spécifique s'opérant sur l'enveloppe cutanée, le tube digestif *exempt par là même de toute lésion sérieuse de cette sorte*, peut fonctionner de suite, vite et bien. De là, tout à la fois, la promptitude et la sûreté de la convalescence à la suite du Typhus. Nous laissons de côté, bien entendu, les complications capables de retarder ou d'empêcher la convalescence, complications que nous n'aurions même pas mentionnées si leur siége habituel sur l'appareil broncho-pulmonaire et leur nature éminemment catarrhale ne venaient déposer une fois de plus en faveur de la nature rubéolique de la détermination typhique.

Dans F. typhoïde, au contraire, et par suite précisément de ce que l'effort principal de la détermination spécifique s'est opérée sur le siége proprement dit de l'assimilation digestive (l'intestin grêle), l'alimentation ne peut s'établir qu'à grand'peine et à travers mille périls. Là gît, sans contredit, le principal motif à la longueur et à l'incertitude de la convalescence dans cette espèce.

Ajoutons que la marche et la durée qui sont propres à la F. typhoïde permettent d'en induire que la détermination spécifique intestinale est beaucoup plus lente à se manifester que la détermination rubéolique et qu'elle n'a par suite rien de commun avec cette dernière. La détermination spécifique intestinale de F. typhoïde ne saurait non plus se trouver en rapport avec une éruption de nature variolique, comme on l'a avancé bien à tort. Puisque dans cette hypothèse, la durée de F. typhoïde, convalescence à part, ne devrait pas être sensiblement différente de celle de Typhus, à cause de l'égalité en moyenne à très-peu près des durées respectives, rubéolique et variolique. D'où il faut conclure que la détermination spécifique intestinale de F. typhoïde n'est point une variole retournée; mais une détermination spécifique sans analogue ou *sui generis*.

Nous allons clore ce parallèle déjà bien long, par une revue sommaire des espèces typhiques les plus importantes et dont notre théorie fournit la conception de toutes pièces en quelque sorte.

Remarquons que fond typhique étant pris pour facteur invariable, il est facile en faisant varier le siége de l'autre nature (Phlegmasi-toxie) de créer autant d'espèces typhiques différentes que de systèmes déterminateurs différents ; espèces se ralliant toutes néanmoins au genre morbide qui nous occupe et dont *Typhus rubéolique* ou proprement dit, est l'espèce actuelle, type.

Ainsi de même que Phlegmasi-toxie ou si l'on aime mieux, généralisation localisée sur l'élément cutané rubéolique nous a donné l'espèce typhique qui précède : généralisation localisée sur l'élément cutané variolique nous donnera le *Typhus variolique*. Espèce perdue ; mais que certaines relations anciennes touchant les épidémies dites de Peste noire semblent accuser formellement. Nous aurions de la même manière deux autres espèces, savoir : *le Typhus scarlatineux* et *le Typhus miliaire* ; sur le compte desquels il nous serait facile de rassembler des documents affirmatifs.

Si quittant le système cutané, nous portons généralisation localisée sur le système fibro-séreux, nous aurons le *Typhus rhumatismal*. Groupe typhique très-remarquable ; car si nous circonscrivons par la pensée généralisation localisée aux enveloppes du cerveau et de la moelle ; une telle circonscription de siége en lui accordant l'anomalité caractérisée, suivant nous, par l'allure *fixe* et combinée primitivement, comme c'est convenu, avec fond typhique, nous donne l'espèce si importante de nos jours, et désignée *Typhus cérébro-spinal*.

Ajoutons que la désignation de méningite cérébro-spinale, imposée tout d'abord à cette espèce typhique est complétement impropre ; puisque conformément à ses caractères généraux qui sauf la différence du siége de généralisation localisée et les conséquences qui en découlent, sont identiques avec ceux du Typhus proprement dit, il est évident qu'il ne saurait s'agir là, conformément à nos vues, que d'un *Rhumatisme cérébro-spinal typhisé* ; absolument comme nous aurions pu dire encore que Typhus (rubéolique) est une *Rougeole typhisée* ; Typhus variolique, une *Variole typhisée, etc., etc.*

Enfin et pour clore la liste par une espèce encore importante entre toutes ; si nous transportons généralisation localisée sur le système muqueux vulvo-utérin ; cette autre circonscription de généralisation localisée en combinaison primitive toujours avec fond typhique, nous donnera l'espèce *Typhus puerpéral.*

Pour comprendre la formation d'une détermination phlegmasi-toxique sur le système muqueux, vulvo-utérin, détermination à certains égards comparable avec celles sur d'autres systèmes ou portions de système, telles que les déterminations variolique, rubéolique, etc. ; il faut réfléchir que le fait de concevoir un enfant et de le mettre au monde, est un fait complétement assimilable après tout, dans sa sphère propre de spécificité, avec celui concernant une éruption quelconque, variolique par exemple. Car de même que variole est le fruit d'une transmission individuelle externe suivie d'assimilation *in situ* (contagion) ; de même le nouveau-né résulte d'une transmission individuelle externe suivie pareillement d'assimilation *in situ* (conception). Le germe vario-lique, *in situ*, c'est-à-dire au sein de l'élément cutané en rapport, se développe et croît reproductible dans son espèce (éruption variolique) ; de même le germe fœtal se développe au sein de l'élément muqueux vulvo-utérin, puis naît reproductible dans son espèce (éruption du nouveau-né ou *puérale*). Enfin, l'éruption variolique laisse après elle un ensemble de dispositions organo-pathologiques, stables et caractéristiques, ayant pour point de départ ou siége spécifique, l'élément cutané localisateur ; c'est *le tempérament variolique.* De même l'éruption puérale crée un ensemble de dispositions organopathologiques, stables et carac-téristiques ayant pour point de départ ou siége spécifique, l'élé-ment muqueux localisateur vulvo-utérin. C'est ce que nous appellerons par analogie : *le tempérament puerpéral.*

Et c'est précisément ce tempérament dont la durée ici, au lieu d'être indéfinie comme dessus, se trouve limitée en général par la prochaine époque cataméniale, c'est ce tempérament, disons-nous, que nous assimilons, quant à son siége ou point de départ spécifique (vulvo-utérin) à une détermination spécifique quel-conque, variolique, rubéolique, etc.; et que nous rendons susceptible, à l'instar de ces dernières, de se morbifier en se combinant avec fond typhique et d'aboutir à une espèce corres-pondante *sui generis*, qui est le Typhus puerpéral.

Il y a pourtant cette différence que dans le cas de Typhus rubéolique, par exemple, le fond typhique est combiné avec le travail éruptif lui-même; tandis que dans le Typhus puerpéral, fond typhique est combiné non avec l'éruption puérale mais avec ses conséquences, savoir: le tempérament puerpéral. Sauf cette différence qui tient à la nature même des choses, l'analogie à la combinaison totale n'en existe pas moins. C'est ainsi que pour ce ce qui est du tempérament, ce dernier a nécessairement son siége ou point de départ spécifique, comme nous l'avons dit, dans l'élément muqueux vulvo-utérin, et non ailleurs. Quant au fond typhique, ses conditions déterminantes se retrouvent entières. Car de même que pour les espèces typhiques précédentes, le fond typhique est résulté des conditions d'*encombrement*; il est notoire que Typhus puerpéral n'apparaît que dans les milieux où les dites conditions se rencontrent par la force des choses, ex: les hospices, les maternités, etc. Est-il besoin d'ajouter enfin que s'il était nécessaire de justifier l'assimilation du Typhus puerpéral à un Typhus quelconque, le rubéolique, entre autres, nous rencontrerions de part et d'autre le même ensemble de caractères et notamment la contagio-infection, l'épidémicité essentielle etc.

Hâtons-nous de dire que, dans notre pensée, le Typhus puer-péral ne résume pas plus à lui seul tous les accidents morbides du ressort de l'état puerpéral, que Typhus ne résume à lui seul tous les états morbides du ressort de rougeole et d'intoxication, isolés ou combinés à d'autres éléments. Ce qui veut dire que chez la femme en couches, entre *le Typhus puerpéral* ou maximum morbide, d'un côté ; et *la Fièvre de lait,* cette fièvre puerpérale par excellence ou maximum physiologique, de l'autre ; il y a toute la série des accidents dépendants du tempérament puerpéral et de l'élément intoxique, isolés, combinés ou compliqués, soit entre eux, soit avec des éléments secondaires, etc.

CHAPITRE VI.

—

RÉCAPITULATION

—

Caractères distinctifs des cinq genres phlegmasi-toxiques.

197. Nous allons résumer les caractères distinctifs des cinq genres que nous venons de passer en revue et rétablir chaque genre selon l'ordre sériaire ou naturel, exposé au tableau II (Voir ce tableau, *page* 18). En regard de chaque genre nous plaçons les caractères qui le distinguent, en ayant soin d'inscrire en petites capitales les caractères *essentiels* pour les distinguer des caractères secondaires ou seulement relatifs.

1ᵉʳ genre.

PHLEGMASIE. — Les affections de ce genre se distinguent par :

a. LÉSIONS QUANTITATIVES des liquides et des solides ; générales (*totius substantiæ*) ou locales-sédentaires sur un point quelconque indistinctement. Traduites par des produits semblables, degré de composition en plus, aux produits de composition normale (homæomorphie).

b. ALLURE HARMONIQUE, comprenant : marche continue, phases régulières de début, d'état et de déclin ; solution spontanée heureuse.

c. MÉDICATION EXPECTANTE plus ou moins secondée par *les anti-composants* directs et indirects.

Sporadiques. Epidémiques pendant les constitutions chaude ou froide, et sèches.

2ᵉ genre.

BI-PHLEGMASI-TOXIE. — Les affections de ce genre présentent au début et tout à la fois : UN FOND INFLAMMATOIRE et UNE LOCALISATION PHLEGMASI-TOXIQUE (sous-entendu : sur tout ou partie d'un système).

Plus tard, ELLES OSCILLENT entre le fond et la localisation, et revêtent par conséquent plus ou moins, tantôt les caractères du genre précédent, tantôt ceux du genre suivant.

Sporadiques. Épidémiques pendant les constitutions chaud-humide ou froid-humide, avec excès de chaud ou de froid sur humide.

3ᵉ genre.

PHLEGMASI-TOXIE. — Les affections de ce genre se caractérisent :

1° par un état initial ou de *fond*, comprenant :

a. Lésions générales parti - quantitatives et parti-qualitatives ; entraînant une allure mixte (type, marche, bénignité et malignité) entre Phlegmasie et Intoxie, et auxquelles on peut adresser une médication pareillement mixte, mais seulement palliative.

2° Par un état terminal ou de *siége*, dit encore : *forme spécifique* et comprenant :

b. Généralisation (des lésions ci-dessus) localisée et erratique sur un système ; s'y traduisant par hypercrinie avec produits d'organisation nouvelle (hétéromorphie).

c. Reproduction nutritive et générative ; cette dernière s'opérant par réceptivité externe, avec ou sans transmission individuelle, externe (Contagion) ou par transmission individuelle, interne (Hérédité); entraînant un tempérament préventif ou prédisposant.

d. Médication curative, c'est-à-dire de la forme spécifique.

Sporadiques. — Epidémiques pendant les constitutions froid-humide *ex æquo*.

4ᵉ genre.

PHLEGMASI-BI-TOXIE. — Les affections de ce genre

14

présentent au début et tout à la fois : UN FOND INTOXIQUE et UNE LOCALISATION PHLEGMASI-TOXIQUE.

Plus tard, ELLES OSCILLENT entre le fond et la localisation et revêtent parconséquent, plus ou moins, tantôt les caractères du genre précédent, tantôt ceux du genre suivant.

5e genre.

INTOXIE.—Les affections de ce genre se distinguent par :

a. LÉSIONS QUALITATIVES des liquides et des solides ; générales (*totius substantiæ*) ou locales-sédentaires sur un point quelconque indistinctement. Traduites par des produits semblables, degré de décomposition en plus, aux produits de décomposition normale (amorphie).

b. ALLURE PERTURBATRICE, comprenant : marche discontinue (intermittence périodique) avec bénignité ou malignité, et solution spontanée en rapport.

c. MÉDICATION AGISSANTE, constituée au principal par les *anti-décomposants* directs (quinquina).

Sporadiques. — Epidémiques pendant les constitutions humides à l'excès. —Transmissibles numériquement (Infection). — Entraînant une accoutumance.

La réunion des cinq genres phlegmasi-toxiques forme une série morbide naturelle.

198. Nous ne croyons pas nous tromper en qualifiant de *naturelle,* la série qui résulte des cinq genres morbides dont nous venons de résumer les caractères.

En classification, on appelle naturelle toute réunion

d'individus semblables entre eux, plus qu'à tout le reste,
et pourvue d'un ou de plusieurs caractères communs et
fondamentaux.

199. Tous nos individus de la série phlegmasi-toxique
ressortissent, on le sait, au premier grand embranche-
ment pathologique, dit par nous : ORGANOPATHIES ; lequel
a pour caractéristique : *cessation d'équilibre organophysiologique* (VOIR Préliminaires 11 et 34 ; et tableaux I
et II). C'est là leur caractère fondamental.

D'autre part, tous nos individus de la série se ressemblent entre eux plus qu'à tout le reste des organopathies, par ceci, à savoir : que chez eux, sans exception,
cessation d'équilibre organophysiologique a sa source
dans un *excès* d'exercice composant et décomposant
(*loc. cit.*).

200. On a vu ensuite que l'augmentation isolée ou
simultanée (cette dernière en proportions égales, puis
inégales) de composition et de décomposition organiques,
fonde tout d'abord cinq combinaisons, lesquelles répondent aux cinq groupes ou genres actuels. Les caractères
particuliers de ceux-ci se déduisent ensuite de la combinaison phlegmasi-toxique, considérée d'abord en elle-
même, ce qui fournit immédiatement le fond et l'allure ;
lesquels combinés dans certains genres avec le siége,
fondent la forme spécifique et tout ce qui en découle
nécessairement, etc.

Et pour peu qu'on jette les yeux sur les caractères de
chaque groupe, il est facile de reconnaître que ceux du
groupe qu'on considère ne sont pas ceux du groupe

suivant, bien que celui-ci les possède en les modifiant
à sa manière, pour les transmettre au groupe ci-après,
et ainsi de suite, soit qu'on remonte, soit qu'on descende
la série ; si bien, que les cinq groupes, quoique parfaitement distincts les uns des autres, constituent en même
temps un ensemble continu et gradué de faits d'un même
ordre morbide, ou, en d'autres termes, comme nous
le disons, une série morbide, *naturelle*, dans toute
l'acception du terme.

On pourra objecter que nos cinq genres morbides sont
arbitraires ; ce qui est vrai ; qu'ils n'existent pas dans
la nature, en réalité palpable tout au moins ; je l'accorde.
Mais indépendamment de ce que semblables objections
pourraient être adressées à la classification la mieux
assise, nous répondrons que les espèces morbides dans
lesquelles chacun de nos cinq genres se décompose
existent très-réellement (Voir Tableau II). Et, en outre,
que dans ces genres qui constituent, chacun en particulier, comme autant de casiers d'ordre, les individus
sans exception de la grande famille : *Organopathies par
excès* (série phlegmasi - toxique), viennent se ranger
sans peine et d'eux-mêmes pour ainsi dire.

D'où il suit, d'une part, que nos cinq divisions génériques étaient indispensables à cet arrangement ; et,
d'autre part, qu'elles répondent à un besoin légitime, au
point de vue de la coordination des espèces.

Nous allons présenter quelques réflexions sur diverses
questions afférentes et indirectement justificatives des
vues qui précèdent.

Le symptôme fièvre doit être banni des caractères fondamentaux des espèces phlegmasi-toxiques.

201. On a pu remarquer que dans l'énoncé ci-dessus des caractères génériques, il n'est pas fait mention une seule fois du caractère *fébrile*. Bien que pourtant les individus de la série phlegmasi-toxique soient, sans contredit, ceux qui le possèdent au plus haut degré, et, par cela même que nous venons de rappeler que leur physionomie commune a sa source dans un *excès* d'exercice organique (199).

Répondons tout de suite que si ce caractère est en réalité très-fréquent, il est encore plus variable. Et que c'est précisément son excessive variabilité qui doit empêcher de le prendre en considération dans une classification nosologique un peu fondamentale. Pour tout dire, en un mot, nous ne pensons pas qu'il soit possible de fonder un groupe morbide vraiment naturel sur le seul caractère fièvre.

La fièvre, en effet, qu'on appelle à tort dans quelques doctrines : *un élément*, n'est en réalité qu'un *symptôme*, symptôme traduisant une surexcitation circulatoire plus ou moins considérable et rien de plus. Et, d'un autre côté, comme il est naturel que dans tous les états morbides, abstraction faite de leur nature, où il y a excès du travail organique, il puisse y avoir : surexcitation circulatoire ; on peut donc dire que la fièvre appartient plus ou moins à tous les états organopathiques par excès et à aucun d'eux en particulier ; en ce sens que ceux-

là mêmes qui, d'ordinaire, la présentent le plus habi-
tuellement (ex.: les phlegmasies) peuvent, dans certaines
circonstances, s'en montrer dépourvus. En d'autres
termes : *le symptôme fièvre, lorsqu'il est présent,
ajoute bien quelque chose à la forme morbide, en
tant que gravité, entre autres, mais en aucun cas, lui
absent, ne change quoi que ce soit au fond.*

Il va être facile de justifier notre dire en ce qui concerne les espèces de nos cinq genres sériaires.

a. En Phlegmasie, l'espèce *F. inflammatoire* offre
le symptôme fièvre à son maximum de développement,
toutes choses égales d'ailleurs. Ce qui se conçoit parfaitement dans notre doctrine, puisque, suivant elle, cette
espèce est la personnification d'une sur-augmentation
de composition généralisée à tout l'organisme. A côté
de cela, l'espèce *Phlegmasie franche*, si elle est fébrile
fort souvent et d'autant plus en général que son siége
est plus étendu, outre que dans ce dernier cas, la fièvre
proprement dite n'est déjà plus que consécutive et partant secondaire ; il est d'autres cas fort nombreux où elle
manque tout à fait. Ce qui pourtant n'empêche pas à la
lésion locale d'exister comme phlegmasie et tout aussi
complètement dans son siége que dans les cas précédents.

b. En Intoxie, ce champ, peut-on dire, des caprices
sans nombre du symptôme fièvre, il est des cas, et ce ne
sont pas les moins graves, où la maladie, en tant que
surexcitation circulatoire, n'est pas traduite le moins du
monde. De telle sorte que si l'on s'en rapportait à la
normalité apparente du pouls on pourrait croire à une

absence, non seulement de danger, mais même de maladie ; ce qui serait tout le contraire de la réalité.

Dans ces états intoxiques, sans fièvre, nous ne faisons pas entrer seulement certains cas graves de l'espèce fébrile continue ou subcontinue ; mais la plus simple réflexion indique qu'il faut y comprendre encore l'espèce intermittente franche, bénigne ou pernicieuse. Puisque pendant la phase dite mal à propos *apyrexie* et qu'on nommerait beaucoup plus exactement *latente*, la maladie n'en existe pas moins comme fond, bien qu'alor le symptôme fièvre n'en décèle pas la plus légère apparence. Auprès de ce malade que dans quelques heures peut-être la fièvre, non, mais *l'intoxie* va emporter, l'observateur qui ici encore raisonnerait d'après la fièvre seule, serait rigoureusement en droit de nier tout état morbide. Si, d'autre part, l'expérience ne lui avait appris que dans ces sortes de maladies l'absence momentanée ou même permanente de la fièvre ne prouve rien pour ou contre l'existence morbide pas plus que pour ou contre l'issue fatale, et que ce qu'il importe d'éclaircir tout d'abord, en vue de l'indication, concerne bien moins la fièvre que *l'intermittence* morbide. Celle-ci pouvant quelquefois, on ne le sait que trop, enlever le malade sans que le pouls ait révélé le plus petit indice de fièvre en tant que surexcitation circulatoire.

c. Après Phlegmasie et Intoxie, les espèces du genre Phlegmasi-toxie nous offrent le symptôme fièvre plus inconstant encore s'il est possible. Est-il besoin de citer les rhumatismes, les catarrhes, les éruptions sans fièvre ;

les névrosies, ex.: la névralgie, l'asthme, la chorée, entre autres, qui en sont presque toujours plus ou moins exempts.

En résumé, un groupe morbide qu'on intitulerait simplement *fièvres*, ou encore *maladies fébriles*, serait donc injustifiable aussi bien en doctrine qu'en pratique, sous peine d'y faire entrer ou d'en exclure tour à tour les maladies les plus différentes et les plus semblables, comme nature, et alors même qu'on ajouterait, comme dans quelques traités, les mots *continues* et *intermittentes*. Car, du moment qu'un caractère, tel que celui qui nous occupe, peut varier du tout au tout, c'est-à-dire de sa présence à son absence, et cela, nous venons de le voir, sans modifier en rien le fond morbide, qu'importent les épithètes dont on fait suivre ce caractère et que peuvent-elles ajouter à sa signification dans le cas particulier où il n'existe pas ?

La division des maladies en *continues* et en *intermittentes* serait sans contredit préférable, si, d'autre part, intermittence périodique en particulier ne méritait elle-même, ainsi que nous l'avons exposé (Voir *chap.* 2), la plus grande partie des reproches que nous adressons à la fièvre seule.

Concluons donc que la nature morbide une fois établie et fondée sur des caractères stables, c'est seulement alors que la considération de la fièvre, c'est-à-dire la présence ou l'absence de ce symptôme, ses caractères, son allure continue, intermittente périodique, etc., etc., deviennent d'une utilité véritable au point de vue, mais au point de vue seulement de la distinction des *espèces*.

Somme toute, on le voit, l'importance nosologique du symptôme fièvre est bien mince.

Hâtons-nous d'ajouter que ce que ce symptôme perd nosologiquement, il le regagne amplement du côté de la pratique qui est son véritable terrain. La fonction circulatoire, en effet, est la fonction organique intermédiaire et régularisatrice par excellence de toutes les autres auxquelles elle donne à chaque instant et dont elle reçoit de même. Une telle fonction, pendant l'état morbide en particulier, est donc éminemment propre à fournir la mensuration rigoureuse de la force *organovitale*. Et comme celle-ci, pour une même nature morbide, est susceptible de varier considérablement d'un individu à un autre, c'est précisément pour cela que l'interprétation du symptôme fièvre est beaucoup moins l'affaire du nosologiste que du tact médical du clinicien.

Le fond et la forme, envisagés dans chacun des cinq genres de la série phlegmasi-toxique, décrivent un cercle complet comme importance relative.

202. Tout état morbide est constitué par trois circonstances, ni plus ni moins, circonstances capitales et *sine qua non* peut-on dire, ce sont : *le Fond, la Forme* et *le Traitement*.

Ces circonstances fondent donc, pour toute affection, trois ordres de caractères correspondants, qui, lorsqu'ils sont déterminés au principal, deviennent par là *essentiels*, en ce sens que chacun d'eux en son particulier et à plus forte raison tous ensemble, traduisent exactement et complètement la nature morbide actuelle.

Dans toute organopathie, les caractères de fond se résument dans *a. les Lésions*, auxquelles se rattachent les caractères secondaires tirés de tout ou partie du siége. Les caractères de forme se résument dans *b. l'Allure*, à laquelle se rattachent quelquefois aussi les caractères tirés du siége et toujours, la marche, les phases et la terminaison. Enfin les caractères du traitement se rapportent à *c. la Médication*.

Ces préliminaires étaient nécessaires, d'une part, pour la compréhension de l'ordre qui a présidé à l'exposé des caractères distinctifs de nos cinq genres sériaires (Voir le résumé, 197); et d'autre part, à la démonstration de la proposition qu'on vient de lire.

Si l'on parcourt les caractères distinctifs des cinq genres de la série phlegmasi-toxique, il est facile de reconnaître que, dans chaque genre en particulier, les caractères essentiels tirés du *fond* et de la *forme*, envisagés dans leur traduction, par rapport à la nature morbide, ont une importance qui varie suivant le genre qu'on considère.

1° A commencer par *Phlegmasie*, on trouve que dans ce genre les caractères de fond, à savoir : lésions quantitatives (*loc. cit.*) n'ont ni plus, ni moins d'importance comme traduction de la nature phlegmasique que les caractères de forme, à savoir : allure harmonique. La raison en est que cette dernière, par cela même qu'elle est harmonique, doit traduire des phénomènes réglés et constants. Ainsi qu'en témoignent, en effet, marche continue, phases réglées de début, d'état et de déclin, et solution spontanée heureuse (*loc. cit.*).

Ceci, traduit en langage pratique, signifie donc que, pour les espèces de ce genre, on pourra poser avec certitude le diagnostic de la nature morbide et des indications en rapport, en se servant indifféremment des uns et des autres caractères. Sans parler de la médication (anti-composante) dont l'importance ici, comme dans les autres genres, n'a pas une signification moindre.

2° Adoptant l'ordre généalogique suivi au Tableau I (Voir ce tableau, pag. 17), si nous passons en second lieu au genre *Intoxie*, nous trouverons que, chez celui-ci, les caractères de fond, savoir: lésions qualitatives (Voir le résumé, 197), ont la priorité à l'exclusion des caractères de forme. Car, pour ce qui est de ces derniers, lesquels sont commandés ici par : allure perturbatrice (*loc. cit.*); il est clair que les phénomènes en rapport ne sauraient faire autrement que de comporter l'irrégularité pour règle habituelle. D'où il suit, par contre coup, qu'il est impossible d'être fixé sur eux, absolument parlant.

C'est, en effet, à cette conclusion que conduit la pratique en ce qui touche la considération des espèces intoxiques envisagées seulement dans leur forme, laquelle est trouvée variant au delà de toute expression et ne fournissant jamais qu'un diagnostic plus ou moins provisoire. Tout le monde sait le peu de confiance que mérite l'allure d'une espèce intoxique la mieux réglée, tant du côté de son type proprement dit, que sous le rapport de la durée des phénomènes, de leur siége, de

leur bénignité, etc. L'intermittence périodique, même
la plus franche, ne saurait faire exception à la loi de
perturbation qui gouverne l'allure des espèces du genre
qui nous occupe. Il suffit de se rappeler les innombrables
variétés typiques dans lesquelles l'intermittence périodique se décompose et se transforme, le cas échéant.
D'où il suit qu'on peut dire d'elle, très-exactement :
« qu'elle n'a que l'apparence de régulière et comporte
« le dérèglement en puissance. »

Concluons donc de tout ceci qu'en matière d'Intoxie,
le diagnostic doit être demandé tout d'abord au fond
morbide ; ou bien encore à cause de la pénurie actuelle
des notions précises touchant les lésions générales,
intoxiques, à la médication (quinquina). Et que le témoignage de la forme ne peut jamais avoir qu'une importance relative tant qu'il est seul, c'est-à-dire non cor-
roboré par l'un ou l'autre des caractères qui précèdent.

3° Si nous passons au genre *Phlegmasi-toxie*, c'est
le contraire que nous allons rencontrer, c'est-à-dire
que pour les espèces de ce genre, savoir : Catarrhe,
Rhumatisme, F. éruptive, etc. (V. *Chap.* 3), les caractères de forme l'emportent absolument sur ceux de
fond, qui, à leur tour, n'ont qu'une importance relative. La raison en est, conformément à ce que nous
avons longuement développé (*loc. cit.*) que dans ces
espèces le fond n'acquiert une valeur ou signification
effective, réelle, qu'après avoir été spécifié comme
siége. D'où *la spécificité* de la forme qui, à elle seule,
dans ces espèces, domine par conséquent tout à la fois,

le fond, le diagnostic et la médication (*loc. cit.*).

4° Enfin, en ce qui concerne les genres 2 et 4, savoir: *Bi-phlegmasi-toxie* et *Phlegmasi-bi-toxie*, c'est-à-dire ces genres dont les espèces se trouvent pourvues de deux natures principales au même titre, l'une comme fond, l'autre comme forme (Voir *Chap. 4 et 5*), fond et forme *redeviennent égaux* devant la nature morbide et les indications en rapport (*loc. cit.*).

On voit donc que, pendant leur parcours à travers la série phlegmasi-toxique, celle-ci disposée, nous l'avons dit, suivant l'ordre généalogique du tableau I, fond et forme, au point de vue de leur importance relative (vis-à-vis de la nature morbide et des indications, cela s'entend), décrivent *un cercle complet*. En ce sens que principaux l'un comme l'autre, à leur point de départ phlegmasique, puis alternativement secondaires pendant la route, ils se retrouvent au terme de leur course, laquelle est limitée par Phlegmasie d'un côté et Intoxie de l'autre (Voir *loc. cit.*) égaux ou principaux, comme devant.

Cercle bien remarquable et qui méritait d'être signalé, parce que, expression d'abord de la théorie pure, puis vérifié sans restriction, on l'a vu, par la pratique, il devient une preuve de plus de leur concordance réciproque.

L'aphorisme : NATURAM MORBORUM CURATIONES OSTENDUNT, est rigoureusement vrai pour toutes les espèces des cinq genres de la série phlegmasi-toxique.

203. Nous avons posé en principe, tout-à-l'heure, que le fond, la forme et le traitement, lorsqu'ils étaient

déterminés au principal à l'égard d'une affection quelconque, constituaient les caractères *essentiels* de cette
dernière. Nous venons de constater d'autre part, à
l'égard des espèces des cinq genres de la série phlegmasi-
toxique, l'insuffisance relative en ce sens du fond et de
la forme, suivant le genre qu'on considère. Et nous
avons constaté subsidiairement que seule, la médication
fournissait invariablement un témoignage certain et,
de plus, fréquemment complémentaire de celui des
autres caractères.

La conséquence de ceci, c'est que, pour toutes les
espèces de la série plegmasi - toxique, le *natura
morborum curationes ostendunt* est rigoureusement
vrai.

Pour se rendre compte de cette relation intime, ici,
entre la médication et la nature morbide, il suffit de se
rappeler que, dans nos cinq genres, la médication s'y
trouve déterminée au premier chef par la nature morbide
elle-même. C'est ainsi que Phlegmasie, dont la nature
consiste dans composition sur-augmentée au principal,
réclame comme médication principale (agissante) l'emploi des *Anti-composants* (Voir chap. 1 et le résumé
197). C'est ainsi que Intoxie, dont la nature consiste
dans décomposition sur-augmentée au principal, réclame
les *Anti-décomposants* (quinquina, chap. 2 et *loc. cit.*).
C'est ainsi enfin que Phlegmasi-toxie, dont la nature
consiste dans composition et décomposition sur-augmentées au principal, nature, de plus, spécifiée comme
siége, réclame comme médication principale, celle de

la forme ou médication *spécifique ad hoc*. (Chap. 3 et *loc. cit.*).

Pour abréger, nous sautons les deux autres genres, parce que, se composant des précédents, ils ne sauraient créer d'exception à la règle.

La conséquence pratique, nécessaire, d'une telle relation théorique entre la nature morbide et la médication, est donc que la médication, à son tour, si on l'interroge isolément, devient, pour toutes les espèces de la série phlegmasi-toxique, *le criterium* infaillible de la nature morbide, ou enfin, en d'autres termes, que le *natura morborum*, etc., ne trouve jamais mieux son application que dans notre doctrine.

Qu'on nous permette, à cette occasion, la réflexion suivante :

L'observation moderne, qui mériterait des éloges sans restriction pour ses découvertes, si elle n'y joignait l'ambition démesurée de vouloir tout détruire, n'a pas craint de s'attaquer à l'aphorisme qui précède, comme à quelques autres. C'est surtout la médication quinique qui, dans ces derniers temps, a paru prêter le flanc et justifier de semblables attaques. De ce que le quinquina, par exemple, indépendamment des espèces intoxiques pures, auxquelles il paraissait d'abord exclusivement approprié, a été trouvé non moins efficace dans une fort grande quantité d'affections très-dissemblables par le fond ou par la forme, telles que nombre de catarrhes et de rhumatismes, certaines espèces fébriles, endémiques des milieux urbains, beaucoup de névralgies, etc., etc., sans parler d'un grand nombre de cas purement chirurgicaux, puerpéraux, etc. ; on s'est cru autorisé à reléguer le *naturam morborum*, etc., parmi les croyances surannées, désormais insoutenables. On aurait pu se demander, il est vrai, si au sein d'états morbides si disparates, la nature intoxique ne pouvait pas, à un titre ou à un autre, se trouver en réalité de la partie. On a trouvé plus commode de nier le principe que de chercher à mettre l'observation d'accord avec lui.

Par bonheur pour nos monuments traditionnels impérissables, et l'aphorisme ci-dessus en est un, l'observation moderne, elle-même, est loin d'avoir dit son dernier mot. Elle reviendra donc sur son jugement. Nous en avons pour garant l'ère à venir du progrès réel, c'est-à-dire de ce progrès qui sait employer les acquisitions récentes à fortifier et à étendre le fond patrimonial.

Les cinq genres de la série phlegmasi-toxique, dont les espèces existent aujourd'hui simultanément, ont apparu par formation successive et correspondent chronologiquement à cinq époques pathologiques, dont trois principales et deux secondaires.

204. Les faits pathologiques n'étant qu'une dépendance de l'organisme physiologique, dont pour cette cause ils procèdent et dont on ne saurait les séparer absolument, l'examen de la proposition actuelle va nous obliger, conformément à nos précédents, à une courte excursion préalable et correspondante dans les faits d'ordre physiologique.

Dans cette excursion, nous resterons fidèle aux vues

fondamentales exposées et appliquées dès le commencement de ce travail (Voir Préliminaires); et nous en ferons une application particulière à la question passablement scabreuse des *âges organiques*. Si cette investigation nous conduit, touchant cette dernière question à des résultats quelque peu différents de ceux généralement adoptés, il restera à décider qui, de ces derniers ou des nôtres approchent le plus de la vérité des choses. Décision que nous soumettons et abandonnons très-volontiers à de plus compétents que nous.

On sait que le règne organique n'a pas toujours existé alors que pourtant sa condition matérielle, c'est-à-dire, le règne inorganique était créé depuis longtemps ou mieux, de toute éternité.

Le règne organique n'a pu apparaître que lorsque les conditions *externes* favorables se sont montrées. Jusque là, les conditions matérielles et dynamiques générales, existaient, mais d'être organisé, point.

Dès la production des conditions externes favorables, tout ce qui des conditions matérielles a pu se combiner à l'état de matière organique, a dû se combiner du premier coup. Et du premier coup aussi tout ce qui, de cette dernière, était susceptible de se dynamiser, c'est-à-dire de *prendre vie*, a dû se réaliser dans l'ensemble du règne organique, dont tous les êtres procèdent nécessairement de l'unité, en tant que matière organique et activité générale, mais diffèrent à l'infini, à cause de l'infinie variété des conditions réalisatrices, particulières pour chaque être. Et enfin, chaque être ayant été du premier coup réalisé à l'état de reproduction indéfinie et immuable, les conditions externes favorables n'ont plus eu à intervenir dans le sens de favoriser des êtres organisés à nouveau, mais seulement pour permettre la reproduction des êtres existants, suivant les lois assignées à l'origine.

Quelles ont été les conditions *externes* favorables à l'apparition et à la perpétuation du règne organique ?

Ne voulant pas entrer ici dans des considérations hors de propos, nous dirons de suite que le raisonnement et l'observation s'accordent à désigner le concours simultané de la chaleur et de l'humidité, c'est à dire l'intervention du *chaud-humide*.

Notez que nous venons de dire : le concours *simultané* de chaud et d'humide. C'est qu'en effet, bien que l'être organisé soit susceptible, ainsi que nous le verrons tout à l'heure, de naître et de se développer sous une réalisation ou sous une autre, pendant le concours de chaud et d'humide, associés dans les proportions les plus diverses, il est constant, avant tout, que l'être n'apparaît que là où chaud et humide à un titre quelconque, interviennent simultanément.

Mais les conditions ci-dessus, en tant que purement *extérieures* à l'être, ne pouvaient le réaliser que par l'intermédiaire de conditions affectées uniquement à la nature statique, particulière (organique), de ce dernier, conditions par conséquent organogéniques proprement dites ou *internes* par opposition aux premières.

Or, ces conditions organogéniques, dont l'exercice

simultané s'est trouvé comme il se trouve encore, soumis à l'influence déterminante de chaud et d'humide, se résument, suivant nous, dans *Composition et Décomposition organiques*.

Nous disons encore ici : exercice *simultané*, parce que, de même que pour les conditions externes, et bien que l'organisation, sous une allure ou sous une autre, puisse résulter du concours de composition et décomposition organiques, s'exerçant dans toutes les proportions possibles d'activité, l'une par rapport à l'autre, il est du moins nécessaire pour que organisation ait lieu, absolument parlant, que composition et décomposition, à un titre quelconque, s'exercent avec simultanéité.

Ce n'est pas tout. Outre l'influence générale de chaud et d'humide sur l'exercice de composition et décomposition organiques, ainsi que nous venons de le dire, il y a en même temps entre chaud et composition, d'une part, et entre humide et décomposition organique, d'autre part, des rapports plus particuliers et par suite desquels il s'établit en tout temps entre les deux ordres de conditions prises ainsi deux à deux, une synergie d'action. Ce qu'on peut exprimer en thèse générale, en disant, à savoir : que chaud et humide intervenant simultanément ; partout où il y aura excès dominant et soutenu d'influence de chaud sur humide, ou bien d'humide sur chaud, ou bien enfin égalité en moyenne d'influence de part et d'autre ; partout aussi, du côté de l'organisation produite, on observera excès dominant et soutenu de composition sur décomposition, ou bien de décomposition sur composition , ou enfin équilibre parfait entre les deux conditions.

En résumé, deux ordres de conditions ont présidé et président encore à l'existence du règne organique : 1° chaud et humide, à titre de conditions externes ou d'initiative ; 2° composition et décomposition organiques, à titre de conditions internes ou organogéniques proprement dites. Les unes et les autres, ayant à s'exercer simultanément et entretenant de plus, deux à deux, une synergie d'action.

Ces préliminaires posés , revenons aux conditions d'initiative, savoir : chaud et humide.

Il est généralement reçu, on le sait, qu'à une certaine époque, chaud (période ignée) a régné absolument seul, et qu'un tel règne a dû se trouver incompatible avec un être vivant quelconque.

Au bout d'un certain temps, et par suite sans doute, d'une diminution suffisante du côté de la condition première, humide a pu se condenser à la surface du globe et intervenir à son tour comme condition distincte. C'est aussi à partir de ce moment que le règne organique fait apparition.

Toutefois, à ce moment là, c'est-à-dire dès l'origine de l'intervention simultanée de chaud et d'humide, il appert que ces deux conditions n'ont pas dû s'exercer d'emblée dans les proportions mitigées où nous les trouvons aujourd'hui. Tout porte à penser, au contraire, que dès le début et pendant un temps variable, chaud l'a emporté comme influence sur humide. Nous faisons

de la durée de ce temps une première époque, dite :
de *chaud dominant.*

Après celle-ci, une réaction en sens inverse et dont
les conditions météorologiques sont coutumières, est
survenue, pendant la durée de laquelle, ç'a été humide
qui, à son tour, l'a emporté en proportion correspondante sur chaud. De là, une seconde époque, dite :
d'*humide dominant.*

Enfin, à la suite ou mieux, comme conséquence nécessaire de ces deux règnes uni-conditionnels, pour ainsi
dire, et en sens inverse l'un de l'autre, un équilibre
parfait s'est établi entre les deux conditions au point de
vue de leur influence respective. Il en est résulté la
double condition : chaud-humide, que nous distingue-
rons par : *ex æquo* ou encore, *tempérée normale.* De
là, une troisième époque correspondante et qui est celle
qui nous régit encore aujourd'hui (*).

Envisageons, maintenant, une à une, les époques qui
précèdent, en les considérant en fonction de composition
et décomposition organiques, et conformément aux prémisses posées plus haut.

1° Pendant l'époque de suprématie de chaud sur
humide, composition organique s'est trouvée exaltée

____

(*) On comprend que les divisions ci-dessus en époques, ainsi que les
suivantes, sont représentées, s'établissant *ex abrupto*, dans le but d'abréger
le récit en le simplifiant ; mais il reste bien entendu qu'à cet égard, aussi
bien qu'en toutes choses, la nature procède, non par bonds, mais par
graduations insensibles, et que c'est de cette dernière manière, seulement,
que les changements ci-dessus ont pu s'opérer en réalité.

d'une manière correspondante et aux dépens de décomposition organique , dont l'exercice s'est trouvé
atténué au contraire et en proportion. Ce double phénomène, envisagé dans sa réalisation principale, c'est-à-
dire au point de vue de la constitution organo-physiologique de chaque être en particulier, ne signifie rien autre
chose, sinon que chaque individu, végétal et animal, a
dû comporter alors dans son développement, une exu-
bérance d'organisation et des proportions *gigantesques*,
par suite d'une assimilation devenue et demeurant considérable pour un même temps donné d'exercice de
composition et décomposition organiques.

Chez semblables êtres, et pour des motifs analogues,
un seul état morbide par composition sur-augmentée
plus encore ou *Phlegmasie* était possible ; phlegmasie,
en outre, d'une intensité inouïe et sous ce rapport, tout
à fait inconnue de nos jours. Puisque comme intensité,
étendue, etc., elle devait se trouver comme l'exercice
organophysiologique, exercice dont il ne reste plus
d'exemple.

En résumé : êtres à organisation luxuriante et aux
proportions gigantesques ; état phlegmasique correspondant. Voilà pour la première époque.

2° Pendant l'époque suivante de suprématie d'humide
sur chaud, et toujours conformément à la thèse générale
établie plus haut, c'est le contraire qui a dû s'en suivre.
C'est-à-dire que, pendant cette seconde époque, décomposition organique s'est trouvée exaltée en permanence
et aux dépens de composition, dont l'exercice s'est vu

atténué en proportion. Double. phénomène qui, envisagé au point de vue de la constitution organophysiologique de chaque être en particulier, a dû se traduire par des individus comportant, dans leur développement, une organisation et des proportions aussi réduites que possible ou en d'autres termes : *microscopiques*. Et cela, par suite d'un exercice presque absolu de décomposition organique, entraînant, de toute nécessité, destruction correspondante de matière organisée à tous les instants de sa réalisation, ou, si l'on veut, à tous les temps donnés d'exercice commun. En outre, et comme conséquence de l'exiguité de leur masse organisée, les êtres dont nous parlons devaient, par opposition à ceux de l'époque précédente, exister en myriades incalculables, puisqu'ils représentaient à eux tous, la même somme de matière, mais fractionnée individuellement d'une autre manière.

Au sein de semblables êtres, un seul état morbide, par sur-augmentation encore de décomposition organique, était possible; état de plus, aux proportions considérables, sinon comme étendue de siége, du moins comme répétition de siége (individuel) et par la quantité totale et inouïe des miasmes organiques qui devaient en résulter.

En somme : êtres à organisation à peine accusée et aux proportions microscopiques; production miasmatique extrêmement considérable. Voilà pour la seconde époque.

3° Après les deux époques précédentes, et par suite de causes qu'il ne nous appartient pas de déterminer, chaud et humide perdent simultanément de leur excès respectif, au profit d'une résultante atmosphérique nouvelle, dite : *tempérée normale*, et que nous définirons : « Pondération équilibrée entre chaud et humide. »

Une telle constitution atmosphérique prend la place des climats excessifs et successivement dominants des époques précédentes, climats qui se voient du même coup rejetés à droite et à gauche de la moyenne normale et qui ne comptent plus que comme exceptionnalité au nombre des conditions externes désormais favorables au règne organique.

En même temps et sous l'influence dominante de cette moyenne atmosphérique, formée, avons-nous dit, en proportions exactement mitigées de chaud et d'humide, composition et décomposition organiques, sollicitées d'une manière correspondante, c'est-à-dire également et sans suprématie soutenue l'une sur l'autre, fondent un exercice différent de celui des époques précédentes et approprié par suite à la production d'un règne organique, entièrement nouveau, par l'organisation et les proportions de chaque être en particulier. Ce qui veut dire que, dans chaque individu, les dispositions statiques du plan primitif, au lieu de se réaliser comme précédemment par un exercice prédominant et soutenu de composition ou de décompositon, de là des résultats individuels gigantesques ou microscopiques, se réalisent par un exercice de composition et de décomposition *exactement équilibré* à toutes les périodes de l'être (calculées en moyenne). De là des individus *mixtes*, entre les précédents sous tous les rapports de nombre, d'organisation et de développement proportionnel.

On a déjà deviné que ce règne organique nouveau, et dont les êtres ont tenu exactement le milieu par le nombre, l'organisation et les proportions individuelles entre les êtres gigantesques et les êtres microscopiques des époques précédentes, n'est autre que le règne organique actuel, et L'HOMME en particulier ; « cette person-« nification, au plus haut point, dans son organisation « et les proportions de son être statique, d'exercice « exactement équilibré de composition et décomposition « organiques. »

Ajouterons-nous que l'intronisation de ce nouveau règne n'a pu se faire sans que les êtres des époques précédentes ne fussent comme refoulés pour ainsi dire à droite et à gauche et détruits de plus en plus jusqu'au dernier. Puisque, d'une part, leurs conditions atmosphériques favorables avaient cessé ; et que, d'autre part, la somme de matière organique primitive étant invariable, la somme de matière organique réalisée ou vivante, ne peut que l'être aussi. Ce qui fait que ce que cette dernière gagne en fractionnement individuel d'une sorte, elle le perd inévitablement en fractionnement individuel d'une autre sorte. Et ainsi éternellement.

En résumé ; êtres à organisation et aux proportions individuelles, intermédiaires, c'est-à-dire mixtes entre ceux des époques précédentes ; états pathologiques suivant toute probabilité pareillement mixtes et sur lesquels nous allons revenir. Voilà pour la troisième et dernière époque.

Les aperçus physiologiques qui précèdent ne sauraient nous occuper plus longtemps. Leur côté pathologique nous intéresse seul. Il nous permet de comprendre comment Phlegmasie, d'abord, puis Intoxie, ensuite, ont inauguré et constitué deux époques pathologiques distinctes et transitoires. Comment, après, est venue l'époque du règne pathologique mixte et définitif. De plus, et en ce qui touche ce dernier règne, il va être facile de vérifier directement, au moyen des espèces pathologiques actuelles, si ces espèces, par leurs caractères, leur distribution et fréquence, leurs conditions d'apparition, etc., justifient une telle origine. D'où il suit que cette vérification, en la supposant concluante, sera la confirmation d'abord des vues pathologiques qui y ont conduit, et subsidiairement, la preuve pathologique des aperçus physiologiques énoncés plus haut.

Comme acheminement à cette vérification, il importe que nous précisions quelles ont été, à l'origine, les conditions atmosphériques déterminantes du règne pathologique mixte. Puisque, à priori, ces conditions n'ont pu être identiques avec la tempérée normale, cette condition seulement du règne organique mixte.

Pour cela, considérons que chaud et humide n'ont pu s'équilibrer dans la résultante moyenne, ci-dessus, dite : tempérée normale, sans perdre en même temps de leur excès respectif. Cette perte réciproque qui leur a permis de s'équilibrer, a donc abouti, de toute nécessité, à deux

manières d'être relatives de chaud et d'humide, manières d'être jusque là seulement virtuelles et qui ont
apparu alors en effectivité pour la première fois, savoir :
froid et *sec* (*).

Cette nouvelle manière d'être, respective de chaud et
d'humide, a donc ouvert la voie à plusieurs autres
combinaisons et équilibrations secondaires du même
ordre conditionnel, ainsi que nous allons le dire.

En tête de ces combinaisons secondaires, celle que
nous allons examiner la première, parce que, comme
équilibration, elle s'est trouvée le plus rapprochée de la
condition tempérée normale, c'est la condition *froid-
humide* que nous caractérisons par l'épithète *ex æquo*.

Par cette épithète, nous sous-entendons, ce qui n'a
rien d'ailleurs d'incompréhensible, qu'il y a entre froid
et humide, combiné ainsi, équilibre parfait, et tel que
dans les effets en résultant, nul d'entre eux ne saurait
se rapporter plutôt à froid qu'à humide ou plutôt à
humide qu'à froid, mais aux deux conditions agissant
simultanément et sans suprématie conditionnelle l'une
sur l'autre.

Froid-humide *ex æquo*, simple manière d'être de

(*) Nous disons que froid et sec, avant l'époque tempérée normale,
existaient déjà *virtuellement*. En effet, lors de la première époque ou de
chaud dominant, il devait régner en même temps une sécheresse extrême
et nulle, organogéniquement parlant, puisque alors chaud produisait seul
au principal. De même que la deuxième époque ou d'humide dominant,
devait s'accompagner d'un froid excessif et nul comme effets organogéniques propres, pour des raisons analogues.

la tempérée normale et lui correspondant exactement
comme équilibre conditionnel, distinct, mais équilibre
conditionnel, évidemment anormal ; il n'est pas difficile
de comprendre comment il a pu lui correspondre aussi
par ses effets organogéniques.

Il est évident d'abord que par cela même que froid-
humide *ex œquo* a été ce que nous venons de dire, il
a dû partager en proportion du privilége inhérent à la
tempérée normale d'agir simultanément et également
sur composition et décomposition organiques et par suite,
favoriser, lui aussi, une organisation mixte.

Remarquez que nous disons : une organisation et non
des *êtres*. Parce que froid-humide n'a pu intervenir
qu'après que la tempérée normale eut eu déjà réalisé
dans les êtres mixtes du règne actuel, la totalité réalisable.

Il est évident, d'un autre côté, que cette organisation
a dû se trouver, à l'égard des êtres-mixtes actuels, dans
les mêmes rapports que froid-humide *ex œquo* à l'égard
de la tempérée normale.

Ce qui veut dire que tout en étant distincte, en tant
qu'organisation mixte ou proprement dite, et pourvue,
à ce titre, d'attributs distincts, tel que reproduction entre
autres, elle n'a été qu'une manière d'être anormale de
l'organisation des êtres mixtes. Tranchons le mot et
disons qu'il s'est agi là par conséquent *d'états organiques*
mixtes, c'est-à-dire avec produits d'organisation *sui
generis ;* états de plus inclus en virtualité au sein de
chaque être préexistant et en procédant *anormalement.*

Ajoutons que de même que le règne des êtres de

l'époque tempérée normale, s'était intronisé aux espèces organiques préexistantes, de même les états organiques mixtes s'intronisèrent aux espèces phlegmasiques et intoxiques des époques antérieures. Enfin, et par cela même que l'homme se trouvait personnifier, ainsi que nous l'avons dit plus haut, le règne organique mixte, et que pour ce motif froid-humide devait trouver à s'exercer plus complètement sur lui que sur toute autre espèce animale, c'est donc l'homme qui a dû constituer le champ de prédilection des états organiques mixtes.

En résumé, il ressort que le règne pathologique, contemporain de l'époque tempérée normale, s'est trouvé tout d'abord occupé, en très-grande majorité, par des états organiques mixtes, c'est-à-dire procédant d'un équilibre composant et décomposant distinct et aboutissant, par suite, à des produits distincts comme organisation et attributions ; états enfin particulièrement propres à l'homme, et dont les conditions atmosphériques ont été : froid-humide *ex æquo*.

Il nous reste à vérifier directement ces résultats prévisionnels ; vérification, nous l'avons dit, d'autant plus facile, que l'époque tempérée normale pendant laquelle ces résultats sont supposés avoir vu le jour, est encore l'époque actuelle et de même conséquemment du règne pathologique et des conditions atmosphériques déterminantes.

Nous n'avons pas besoin d'insister beaucoup pour rappeler et rendre palpable que les espèces morbides que nous avons étudiées au Chapitre 3 de ce livre et

groupées sous le titre générique *Phlegmasi-toxie*, ex. :
Catarrhe, Rhumatisme, F. éruptive, etc., se rapportent
exactement aux états organiques que nous venons de
mentionner comme ayant inauguré la très-grande majorité
du règne pathologique de l'époque tempérée normale.

Nous avons suffisamment établi, en effet (*loc. cit.*),
que les dites espèces ont une nature mixte, en ce sens
que procédant d'une sur-augmentation équilibrée et
anormale de composition et décomposition organiques,
leurs produits jouissent à ce titre d'une organisation
distincte, avec attributions correspondantes, sans constituer pour cela des organismes isolés, mais seulement
des sortes d'êtres *parasitaires internes* de l'organisme
normal, au sein duquel, avec leurs caractères propres,
elles naissent, vivent et meurent indéfiniment et immuablement (VOIR *loc. cit.*). Est-il besoin d'ajouter que les
dites espèces ont été étudiées par nous, sur l'homme
exclusivement, et de rappeler que celui-ci est en
effet de tous les êtres, celui qui les présente le plus au
complet. Ce qui vient en conformité des vues de tout
à l'heure, qui signale les dites espèces comme ayant
eu l'homme, dès l'origine, pour principal théâtre.

Les points complémentaires suivants exigent seuls
une vérification plus circonstanciée ; ce sont ceux qui
concernent *a*. la distribution et l'importance relative
des états organiques mixtes assimilés désormais aux
espèces du genre Plegmasi-toxie ; *b*. leurs conditions
atmosphériques déterminantes.

a. Comme distribution et importance, nous ferons

remarquer tout d'abord que les Phlegmasi-toxies, étudiées par nous (*loc. cit.*), sont particulièrement propres aux régions tempérées du globe. Ce qui devait être, eu égard à la théorie développée plus haut. Car dans les régions à climat excessif, dans ceux en particulier où chaud l'emporte d'une manière soutenue, ces régions, dépourvues par là même de froid-humide *ex æquo*, cette condition favorisatrice, par excellence, des Phlegmasi-toxies, devaient, conformément toujours à la théorie, se trouver dépourvues aussi des dites espèces. Hâtons-nous d'ajouter : des dites espèces traduites avec les caractères mitigés sous lesquels nous les connaissons. Ce qui implique que dans ces contrées-là l'apparition des dites espèces peut encore avoir lieu, mais suivant des proportions expressionnelles en rapport, c'est-à-dire tout à la fois *grandioses et exagérées*, tant comme phlegmasie que comme intoxie en particulier. Nous citerons, à l'appui de ce dernier cas, les espèces phlegmasi-toxiques, hors cadre comme dimension expressionnelle, portée d'emblée au maximum, et connues sous les noms Choléra, Fièvre jaune, Peste, etc., et d'autres endémo-épidémies analogues.

Limitant, comme de droit, notre examen aux régions tempérées, il est facile de vérifier que l'importance acquise de nos jours aux Phlegmasi-toxies est des plus considérables, c'est-à-dire complètement en rapport avec l'importance qu'a dû comporter, suivant nous, dès l'origine, le règne pathologique mixte. Il suffit, d'une part, de jeter les yeux sur la série phlegmasi-toxique

pour s'assurer que le genre Phlegmasi-toxie, tant isolé
que combiné, y occupe, à lui seul, les trois cinquièmes
de la série (Voir Tableau II, *page* 18). Outre que comme
espèces différentes du même genre, la pratique les
rencontre en nombre infiniment supérieur à tout le reste,
ainsi que nous allons le dire.

Pour saisir la raison de l'importance échue de nos
jours aux espèces du genre Phlegmasi-toxie, il n'est pas
hors de propos de faire le rapprochement suivant, à
savoir : que lors de l'établissement de l'époque tempérée
normale, les espèces végétales et animales en rapport,
c'est-à-dire aux portions mixtes (Voir plus haut), ont
entraîné la destruction rendue inévitable, tant des espèces gigantesques que des espèces microscopiques. A
partir de ce moment, ces espèces n'ont plus existé qu'à
l'état d'exception de plus en plus grande, si bien que de
nos jours il est avéré qu'elles ont complètement disparu.
Ajoutons qu'elles ont été reproduites plus tard, dans
les grandes espèces et dans les espèces microscopiques
actuelles, mais reproduites, les premières surtout, dans
des proportions moins exagérées et plus conformes aux
proportions mixtes du règne dominant, lequel continue
de l'emporter considérablement comme importance sur
tout le reste.

De même, dirons-nous, les espèces du genre Phlegmasi-toxie ont pris la place des états phlegmasiques
et intoxiques d'intensité excessive des époques précédentes ; états qui ont diminué considérablement tout
d'abord, puis ont disparu tout à fait. A leur place, et pour

des causes que nous dirons bientôt, d'autres états phlegmasiques et intoxiques simples ou *francs*, comme on dit, se sont reproduits ; mais états d'une intensité nécessairement beaucoup moindre (nous raisonnons au point de vue des régions tempérées) et, dans tous les cas, demeurant toujours fort inférieures comme nombre comparé au reste. C'est pourquoi, de nos jours, pour un cas de Phlegmasie franche, on compte aisément vingt cas concernant les espèces catarrhe, rhumatisme, F. éruptive, névrosie, etc., et l'on sait, de plus, que Phlegmasie franche, à l'état épidémique, si elle se conçoit comme possibilité, elle ne se vérifie à peu près plus. Nous en dirons autant d'Intoxie *pure*. Car il est presque phénoménal de rencontrer de nos jours un cas intoxique, tant sporadique que épidémique, exempt de toute combinaison ou complication avec l'une ou l'autre des déterminations catarrhale, rhumatismale, éruptive, etc., sur un système ou sur un autre.

Voilà pour l'importance actuelle des espèces du genre Phlegmasi-toxie.

b. Pour compléter notre vérification, il nous reste à montrer que la condition atmosphérique, par excellence, des dites espèces, est encore actuellement : froid-humide.

A cet égard, nous n'avons qu'à rappeler l'influence incontestable et incontestée de la constitution *froid-humide* sur toutes les espèces morbides du genre que nous venons de citer ; influence si remarquable qu'on s'est vu dans la nécessité de créer des mots pour l'exprimer, ex. : les mots : *influenza* ; *génie* morbide, constitutionnel ; *quid divinum* épidémique, etc. , et qui se traduit, on le sait, par un développement, sinoń toujours épidémique, à proprement parler, du moins constamment *généralisé* des espèces en question, savoir : catarrhe, rhumatisme et surtout F. éruptive, lesquelles, en effet, apparaissent alors *toutes simultanément* à l'instar d'une véritable *éclosion saisonnière.*

A moins de ne voir dans cela qu'une simple coïncidence (opinion insoutenable par cette seule considération, qu'un tel ordre de fait s'est toujours répété ainsi), force est bien d'y voir ce qui s'y trouve en réalité, savoir : une relation *directe* de cause à effet. Cette relation, après tout, n'a rien qui doive surprendre, si l'on veut bien admettre avec nous que froid-humide a été, à l'origine de l'époque tempérée normale, la condition déterminante au moyen de laquelle les espèces en question ou d'autres analogues, ont vu le jour. Depuis cette époque qui, en tant que définitive, est venue jusqu'à nous, froid-humide, à n'en pas douter, a dû conserver le même pouvoir. Mais si l'on réfléchit que les espèces morbides, dont il a favorisé l'apparition, ont toutes été créées à la fois et, du premier coup, reproductibles dans leur espèce ; on comprend que le pouvoir de froid-humide n'ayant plus eu à s'exercer en faveur de créations nouvelles de cette sorte, a dû se borner, comme il se borne de nos jours, *à influencer directement et à l'exclusion de toute autre condition de même ordre,* l'apparition des dites espèces, apparition qui n'est plus, dès lors, qu'une simple *reproduction d'ensemble,* avec ou sans ensemencèment préalable (transmission).

Ainsi se trouve vérifiée et éclaircie l'influence de froid-humide sur les espèces du genre Phlegmasi-toxie; influence qui, par réciprocité, corrobore le rôle primitif attribué par nous à froid-humide sur l'origine des dites espèces.

En résumé, et si nous ne nous sommes pas fait illusion, la triple considération tirée actuellement de leur nature, de leur importance et de leur condition déterminante, généralisatrice, désigne les espèces du genre Phlegmasi-toxie comme étant celles dont l'ensemble a tenu une place importante dans le règne pathologique contemporain du règne organique mixte ou anthropologique. Comment ces espèces se sont-elles transmises jusqu'à nous? Cela n'est pas difficile à comprendre, puisque nous venons de rappeler qu'elles sont nées reproductibles. Quel a été leur nombre primitif? A-t-il été le même, a-t-il été différent du nombre d'aujourd'hui? Dans le cas très-probable d'un nombre différent, quelles ont été les espèces primitives, et comment celles-ci, sous l'action combinée des climats, des races, des lieux, etc., se sont-elles transmuées dans les nôtres? Et comment les nôtres, à leur tour, se transmueront-elles?.........Questions ardues et que nous devons nous borner à poser.

Nous venons de passer en revue, conformément à la proposition inscrite en tête de ce paragraphe, trois époques pathologiques principales et successives; et qu'on pourrait appeler plus particulièrement : *Ages organopathologiques*, savoir :. *a*. l'époque de chaud do-

minant, occupée au principal par Phlegmasie; *b.* l'époque
d'humide dominant, occupée au principal par Intoxie;
c. enfin l'époque tempérée normale, occupée au principal par Phlegmasi-toxie.

De ces trois époques et de ces trois règnes pathologiques, l'époque tempérée normale et le règne pathologique correspondant sont seuls demeurés fondamentalement les mêmes, ainsi que nous venons de le vérifier
à l'aide des caractères des espèces actuelles du genre
Phlegmasi-toxie. De plus, et à cause même que la condition tempérée normale est résultée d'une combinaison
exactement équilibrée entre chaud et humide; combinaison stable et définitive par elle-même, et qui ôte
tout prétexte à une combinaison fondamentale quelconque, en dehors de celle-là; l'époque tempérée normale a fermé la série des époques principales, tant du
côté des conditions atmosphériques que du côté du règne
organique en résultant, lesquels ont continué et conti-
nueront désormais de siècle en siècle, sans changement
essentiel. D'où il suit que la même chose doit se dire à
l'égard du règne pathologique actuel, dont les espèces
ne sauraient non plus désormais se modifier comme
nature proprement dite, mais seulement comme *combinaisons* réciproques.

C'est très-probablement à des modifications secondaires de cette sorte (pour ne parler que de la série
phlegmasi-toxique qui est seule en cause dans ce livre),
que le règne pathologique actuel doit de réunir, indépendamment des espèces du genre Phlegmasi-toxie, les

autres espèces dont nous parlions il n'y a qu'un instant et ressortissant à Phlegmasie et à Intoxie *franches*, et celles enfin qui résultent de la combinaison d'une des espèces phlegmasi-toxiques quelconque avec Phlegmasie ou Intoxie, et qui constituent les deux genres étudiés par nous, sous les noms : *Bi-phlegmasi-toxie* et *Phleg-masi-bi-toxie* (Voir Chapitres 4 et 5).

Par quel concours de conditions atmosphériques secondaires, cette adjonction a-t-elle eu lieu? C'est là ce que nous allons examiner rapidement.

Il résulte de ce qui vient d'être exposé que, lors de l'établissement de l'époque tempérée normale, quatre conditions atmosphériques se sont trouvées en présence, savoir : chaud, humide, froid et sec. Les deux dernières n'étant, il est vrai, qu'une manière d'être relative des deux premières, mais susceptibles néanmoins de se combiner, soit avec celles-ci, soit entre elles. En soustrayant du nombre de ces combinaisons possibles, les deux combinaisons principales, savoir : chaud-humide *ex æquo*, c'est-à-dire la combinaison mère ou tempérée normale, proprement dite ; puis froid-humide *ex æquo*, c'est-à-dire la combinaison correspondante dans l'ordre pathologique et dont les espèces viennent de nous occuper ; il ne reste plus à considérer que les conditions et combinaisons secondaires suivantes, savoir : *a.* les conditions chaud ou froid, s'exerçant au degré maximum, et conséquemment dépourvues d'umidité (*); *b.* la con-

---

(*) Il va sans dire que la privation d'humidité doit s'entendre relative-

dition d'humidité élevée à son tour au rang d'influence prédominante; *c.* puis les combinaisons secondaires chaud-humide et froid-humide, avec excès de chaud ou de froid sur humide; *d.* et enfin chaud-humide et froid-humide avec excès d'humide.

Pour ce qui est *a.* des maxima de chaud et de froid, et *b.* des maxima d'humidité; ce sont là des constitutions, résultat évident d'un balancement exagéré et en sens inverse, entre chaud et humide. Et comme rien ne s'oppose à ce qu'on admette qu'un tel balancement n'ait pu avoir lieu dès l'établissement de l'époque tempérée normale, il suit qu'il est permis de penser, qu'en concurrence des espèces pathologiques, dues déjà à l'influence de froid-humide *ex æquo*, d'autres espèces en rapport avec le balancement en question ont pu exister en proportion correspondante.

Quelles ont été ces espèces? La réponse est facile; il suffit de réfléchir, d'une part, que les maxima de chaud et de froid (cette dernière condition étant, comme on sait, une manière d'être de chaud), correspondaient l'une comme l'autre, quoique dans une sphère d'influence beaucoup plus étroite, à l'époque primitive, dite: de chaud dominant. Nous avons établi qu'une telle époque avait fondé le règne phlegmasique. Cela suffit pour nous permettre de décider par analogie, que dès le début de l'époque tempérée normale, les maxima de chaud et de

ment et non absolument, puisque l'époque tempérée normale pendant laquelle les combinaisons secondaires s'établissent, est résultée de la présence *simultanée* de chaud et d'humide (Voir plus haut).

froid ont dû favoriser l'apparition de cas principalement phlegmasiques.

Un raisonnement analogue nous permet de décider
que les maxima d'humidité, à leur tour, ont dû favoriser
l'apparition de cas principalement intoxiques.

Réunissant ces deux nouvelles espèces morbides, à ce
que nous connaissons déjà du règne pathologique de
l'époque tempérée normale, nous pouvons donc établir
que ce règne a dû être composé au total et dès le début
(pour ne parler que des espèces ressortissant à la série
phlegmasi-toxique) par trois groupes morbides, savoir :
deux groupes formés par les espèces phlegmasiques et
intoxiques existant à l'état de simplicité ou *franches* ;
plus le groupe des espèces du genre Phlegmasi-toxie,
celles-là existant, nous le savons, en nombre supérieur
de beaucoup à tout le reste.

Après l'établissement de ce premier règne ainsi constitué, et dont la durée n'a pas à nous occuper, est survenue l'influence de l'une et de l'autre des combinaisons
atmosphériques secondaires, mentionnées tout-à-l'heure,
influence par suite de laquelle le règne pathologique
primitif s'est trouvé augmenté encore dans le nombre
de ses espèces.

Nous voulons parler des deux combinaisons secondaires, savoir : *c*. chaud-humide et froid-humide avec
excès de chaud ou de froid sur humide, et *d*. chaud-
humide et froid-humide, avec excès d'humide.

Avant d'aller plus loin, il est une remarque préjudi-
cielle qu'il importe de faire concernant ces deux combi-

naisons secondaires ; c'est que ces deux combinaisons sont exclusives l'une de l'autre, et qu'elles n'ont pu dès lors apparaître simultanément. En tant qu'exclusivité, il suffit de les comparer deux à deux pour se convaincre et reconnaître, par exemple, qu'en aucune occasion, froid - humide avec excès de froid, et froid - humide avec excès d'humide, ne sauraient régner en même temps. La conséquence de ceci est donc que les deux ordres de combinaisons atmosphériques qui précèdent n'ont pu inaugurer leur influence sur le règne pathologique primitif de l'époque tempérée normale, que d'une manière *successive,* ce qui, en d'autres termes, équivaut à dire qu'elles ont fondé deux époques correspondantes et *secondaires.*

Quelle est de ces deux époques celle qui est apparue la première ? La plus simple réflexion désigne l'époque secondaire avec excès de chaud ou de froid sur humide, attendu que c'est celle qui correspondait le mieux, dans sa sphère d'influence propre, à l'époque primitive, chaud dominant. Ce qui lui donnait évidemment le pas sur l'autre.

Caractérisons brièvement les espèces morbides dues à ces deux époques secondaires.

1° La première époque a dû donner le jour à des espèces formées à la fois de Phlegmasie et de Phlegmasitoxie. Car la constitution atmosphérique répondait dans ses composantes tout à la fois à Phlegmasie et Phlegmasitoxie. Remarquons que, pour ce faire, ladite constitution n'a pas eu besoin de rien créer à nouveau (ce qui eût d'ailleurs été impossible, puisque à cet égard comme pour le reste, la création proprement dite était depuis longtemps terminée); elle n'a eu qu'à combiner entre elles et de toutes pièces les espèces phlegmasiques et phlegmasi-toxiques déjà existantes.

D'où il est permis d'inférer que ces espèces morbides nouvelles ont été celles qui existent encore de nos jours et que nous avons étudiées au Chap. 4 de ce livre, sous le titre générique : *Bi-phlegmasi-toxie;* espèces dont les principaux caractères sont de présenter, en effet, tout à la fois, un fond phlegmasique et une forme phlegmasi-toxique (Voir *loc. cit.*).

2° Par un mécanisme analogue, c'est-à-dire en favorisant la combinaison d'Intoxie et de Phlegmasi-toxie, déjà existantes, la seconde époque (chaud-humide et froid-humide, avec excès d'humide) a fondé d'autres espèces encore qui répondent à celles que nous avons étudiées au Chap. 5, sous le titre générique *Phlegmasi-bi-toxie*, espèces qui traduisent tout à la fois un fond intoxique et une forme phlegmasi-toxique (Voir *loc. cit.*).

Cette deuxième époque, disons-nous, est celle qui est apparue la dernière. Ajoutons que ces deux époques secondaires, une fois installées toutes les deux, rien n'empêche d'admettre qu'elles n'aient pu continuer de se succéder à des intervalles de temps variables; ce qui leur a permis de régner ensuite constitutionnellement à tour de rôle. Nous ne pouvons décider combien de fois déjà, depuis l'établissement de l'époque tempérée normale, les deux époques secondaires en question se sont succédées l'une à l'autre ; mais nous croyons du moins pouvoir affirmer que la deuxième époque secondaire est celle qui gouverne de notre temps le règne pathologique. Pour le prouver, il nous suffira de rappeler l'extrême fréquence de nos jours, j'allais dire la règle, des constitutions atmosphériques, soit froides, soit chaudes, *avec excès d'humide*. Il nous suffira de mettre en regard de ces constitutions l'existence vraiment énorme, comme proportion sur le reste, des espèces morbides de forme grippale, catarrhale, rhumatismale, exanthématique, etc. ; *entées sur un fond intoxique* ou bien encore, *compliquées* par cette même nature morbide. Et enfin à titre d'argument décisif et de corollaire tout à la fois, il nous suffira de signaler *l'usage envahissant et devenu de plus en plus indispensable de nos jours, du* QUINQUINA *sous un titre ou sous un autre*.

Si bien qu'ici la constitution atmosphérique dominante rend compte de la constitution médicale régnante, laquelle justifie et se trouve justifiée à son tour par la médication principalement usitée.

Sans pouvoir dire quelle sera la durée et l'exagération d'une telle époque pathologique, nous pouvons augurer du moins, en nous appuyant sur ce qui précède, qu'elle aura un terme et que ce terme sera très-probablement l'établissement de l'époque précédente, à savoir : l'établissement des constitutions, soit chaudes, soit froides, mais avec excès de ces dernières sur humide. Ce qui ramènera alors le règne des espèces avec fond inflammatoire et forme phlegmasi-toxique, et ainsi de suite.

Nous disons : et ainsi de suite, parce que si nous en référons aux considérations que nous venons de présenter et qui établissent que l'époque tempérée normale est une époque définitive. Il suit, en ce qui touche le règne organopathologique issu de cette époque, que ce règne, lui aussi, est définitif comme nature fondamentale ; et qu'il n'est plus susceptible, dès lors, que de changements secondaires tels que ceux qui résultent pour lui, d'osciller éternellement entre les deux époques secondaires mentionnées plus haut.

Ainsi se trouve commentée la proposition inscrite en tête de ce paragraphe, ainsi conçue : « Les cinq genres « de la série phlegmasi-toxique , dont les espèces « existent aujourd'hui simultanément, ont apparu par « formation successive et correspondent chronologi- « quement à cinq époques pathologiques, dont trois « principales et deux secondaires. »

C'est dans la pondération du chaud, du froid, du sec et de l'humide, qu'il faut chercher les conditions épidémogènes des espèces morbides comprises dans les cinq genres de la série phlegmasi-toxique.

205. La vérité de cette proposition découle implicitement de la proposition qui précède.

Nous venons de voir, en effet, que les conditions externes favorisatrices des espèces phlegmasi-toxiques de la série entière se décomposent dans les quatre conditions chaud, froid, sec et humide, et plus rigoureu-

sement dans les deux conditions primitives : chaud et
humide. Mais sans remonter aussi loin, et à partir seulement de l'époque où les deux conditions primitives,
jointes aux conditions secondaires (froid et sec), ont pu
donner lieu à la combinaison froid-humide *ex æquo;*
nous avons vu comment cette constitution atmosphérique, après avoir favorisé la création des espèces du
genre Phlegmasi-toxie, est demeurée, à leur égard,
condition déterminante *généralisatrice.*

Partant de là, il est clair que nous en pouvons dire
autant des autres constitutions atmosphériques passées
en revue tout à l'heure et qui ont favorisé ultérieurement
les espèces phlegmasiques et intoxiques franches; puis
celles bi-phlegmasi-toxiques et phlegmasi-bi-toxiques, à
savoir: les maxima de chaud et de froid, secs; les maxima
d'humidité; puis chaud-humide et froid-humide, avec
excès de chaud ou de froid sur humide; et enfin chaud-
humide et froid-humide, avec excès d'humide. Toutes ces
constitutions atmosphériques, disons-nous, sont donc,
aujourd'hui, les conditions déterminantes, généralisatrices des dites espèces.

Remarquez que nous disons : conditions déterminantes, *généralisatrices* des dites espèces. C'est bien
déjà pour celles-ci un acheminement; mais ce n'est pas
encore l'état épidémique. Que manque-t-il donc aux
constitutions ci-dessus pour être épidémogènes? Il leur
manque la portion du phénomène épidémique dont la
condition gît au sein de l'organisme même, à savoir :
pour Phlegmasie, *l'épine* inflammatoire; pour Intoxie,

l'inaccoutumance ou son équivalent: le miasme *en excès*, et enfin pour les espèces du genre Phlegmasi-toxie et des genres dérivés, *la semence reproductible*, ou à défaut, tout au moins, *la réceptivité externe* correspondante, etc.

A leur tour, tant que les conditions subjectives, ou encore, *localisatrices* individuelles, que nous venons de nommer, existent seules, l'espèce morbide en rapport peut bien éclater, mais seulement isolément ou *sporadique*.

Ce n'est donc que lorsque l'une ou l'autre des constitutions atmosphériques qui précèdent, se trouve réunie à l'une quelconque des conditions subjectives en question que l'espèce morbide prend le caractère *épidémique*. Et encore est-il absolument nécessaire qu'il n'y ait en jeu, pour le moment actuel, comme nous le disons, qu'*une* quelconque des conditions subjectives *ad hoc*, comme, par exemple, la semence d'une seule espèce éruptive, ou bien, à son défaut, la réceptivité externe à une seule espèce phlegmasi-toxique. Car, c'est de cette seule manière que la condition atmosphérique propice pourra, en agissant identiquement sur tous les organismes présents, y développer dans le même temps une même espèce morbide et, conséquemment, en plus grand nombre que tout le reste; ce qui est le propre de l'épidémicité.

En dehors, donc, de cette dernière condition, toute particulière à l'épidémicité, savoir: *unité momentanée* du côté de la préparation subjective (prédisposition

subjective morbide) ; l'une ou l'autre des conditions atmosphériques qui précèdent sera seulement
généralisatrice, c'est-à-dire apte à favoriser parallèlement et, en plus ou moins grand nombre à la fois,
la totalité des espèces de son ressort. Ce qu'on exprime
généralement par les épithètes : *saisonnière, constitu-
tionnelle, génie*, etc., ajoutées à l'influence concomi-
tante atmosphérique.

A cette restriction près, relative à l'uniformité momentanée de la préparation subjective, l'exactitude de
notre proposition n'en reste pas moins entière, à savoir :
« que c'est dans la pondération du chaud, du froid,
« du sec et de l'humide, qu'il faut chercher les condi-
« tions épidémogènes actuelles. » Ce qui, on le voit,
« nous ramène à cet égard à l'opinion des Anciens,
opinion qui, sous ce rapport comme sous bien d'autres,
est la seule et éternellement vraie.

**Les espèces des deux genres Bi-phlegmasi-
toxie et Phlegmasi-bi-toxie servent de transition
naturelle entre les organopathies (PAR EXCÈS),
simples et composées, et les organopathies compliquées.**

206. Cette proposition va clore l'ensemble de faits
et de vues qui font l'objet du présent travail.

La série phlegmasi-toxique ne concerne point un
ordre de faits isolés; ainsi que cela arriverait inévitablement si elle émanait d'une pure conception de l'esprit, c'est-à-dire si les vues doctrinales qui la constituent
ne trouvaient leur justification immédiate dans l'observation.

C'est pourquoi, indépendamment de son point de
départ et de sa raison d'être, la série phlegmasi-toxique
a nécessairement son aboutissant. Les Préliminaires
placés en tête de ce travail et au besoin les deux propositions qui précèdent ont suffisamment exposé la
raison d'être de la série phlegmasi-toxique. Il nous
reste à montrer comment elle se relie au reste du règne
pathologique. C'est là le but de la présente proposition.

Rappelons d'abord que la série phlegmasi-toxique,
l'une des plus nombreuses et des plus intéressantes,
assurément, du règne pathologique, ne comprend rigoureusement que ce que nous avons appelé les Organopathies *par excès* (Voir Préliminaires et tableaux).
De plus, les limites précises dans lesquelles nous avons
renfermé le présent travail, ne nous ont permis de
considérer de cette série morbide que les espèces
vraiment simples, c'est-à-dire espèces constituées au
principal par une seule nature morbide (Phlegmasie
ou Intoxie) ou bien par deux natures principales, mais
fusionnées en une résultante unique (Phlegmasi-toxie),
ou bien enfin par deux natures principales, combinées
primitivement en un seul tout morbide, sans toutefois
se fusionner (Bi-phlegmasi-toxie et Phlegmasi-bi-toxie;
Voir *loc. cit. et sq.*).

Remarquons que l'ensemble des espèces de la série
phlegmasi-toxique, constitué comme nous venons de
le dire, est ce qu'on pourrait appeler en définitive :
l'ensemble des Organopathies (par excès) *simples et
composées d'elles-mêmes*.

Mais qui empêche à Phlegmasie, Intoxie et Phlegmasi-toxie (nous omettons ici les deux derniers genres dont les espèces paraîtront en leur rôle et place tout à l'heure), une fois élevées ainsi au rang *d'éléments morbides;* qui empêche, disons-nous, à ces éléments de naître et de se réunir d'une autre manière, c'est-à-dire de naître, non plus *simultanément;* de là *les combinaisons* qui en résultent et que nous avons étudiées; mais *successivement;* de là des *complications* réciproques, et qui nous restent à étudier.

En attendant, il appert que l'ensemble de ces complications, à savoir : de Phlegmasie par Intoxie ou bien d'Intoxie par Phlegmasie; ou encore de Phlegmasie ou d'Intoxie par Phlegmasi-toxie et réciproquement, il appert, disons-nous, que l'ensemble de ces complications formera le pendant aux espèces simples et composées de tout à l'heure, et qu'il faudra l'appeler l'ensemble des Organopathies (par excès) *compliquées entre elles.*

Ajoutons que ce dernier ensemble fait bien évidemment partie encore de la série phlegmasi-toxique. A cela près, que les espèces qui le composent diffèrent de celles que nous avons étudiées par ceci, à savoir : que leur nature constitutive est nécessairement au moins *double* et, de plus, toujours *successive*, tandis que dans les espèces précédentes, outre que leur nature constitutive est simple ou double, indifféremment, elle ne fait jamais qu'*un*, primitivement du moins (Voir plus haut). Cette différence capitale, à la nature constitutive

des deux ensembles ou ordres d'espèces, quelles différences apporte-t-elle à l'expression respective ? C'est
ce que nous examinerons à loisir dans un prochain
travail.

Le seul point que nous voulons mettre ici en lumière,
c'est d'indiquer quelles sont celles des espèces du premier ordre sériaire qu'on peut dire de *transition* entre
les deux ordres. Or, qui ne voit que ces espèces sont
précisément celles qui répondent aux deux genres Bi-
phlegmasi-toxie et Phlegmasi-bi-toxie.

Les espèces de ces deux genres reconnaissent, en
effet, *deux* natures constitutives, mais simultanées et,
à cause de cela, *principales* au même titre (Voir *loc. cit.*).
Rapprochant cette constitution de celle que nous venons
de reconnaître aux espèces de l'ordre des organopathies
compliquées entre elles, à savoir : deux ou plus de natures, mais *successives*, et par conséquent non principales au même titre ; on voit de suite tout à la fois
quelles analogies relient ces espèces et quelles différences
les séparent. Ce qu'on peut exprimer en disant que les
espèces des deux genres ci-dessus (Bi-phlegmasi-toxie
et son homologue) bien que formant encore primitivement un seul tout morbide, ne sont déjà plus *simples*,
puisque leurs deux natures restent distinctes, sans
qu'on puisse dire non plus qu'elles soient compliquées,
puisque leurs deux natures sont simultanées, c'est-à-dire
principales au même titre. Ce qui place évidemment ces
espèces sur la limite précise des affections simples proprement dites (Phlegmasie, Intoxie et Phlegmasi-toxie)

et des affections compliquées à cause de leur successivité de nature constitutive.

En attendant que nous puissions ajouter à l'histoire actuelle de la série phlegmasi-toxique, ce complément pathologique important, posons donc comme acheminement à cette étude, à savoir : que les espèces bi-phlegmasi-toxiques et phlegmasi-bi-toxiques, les premières au point de vue de la nature phlegmasique, les secondes, au point de vue de la nature intoxique, servent de transition naturelle entre l'ordre des Organopathies simples et composées d'elles-mêmes, et l'ordre des Organopathies compliquées entre elles ou compliquées proprement dites.

FIN.

TABLE.

—

Chapitre II.

Chapitre III.

Chapitre IV.

FIN DE LA TABLE.

9 782019 641580